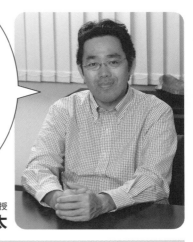

歳だから
脳が衰えるのも
仕方がないと
あきらめないで
下さい！

…授
…太

…る脳も「使わない」からダメになる
脳の衰えは認知症につながる可能性も！

▼

でも
大丈夫！

「脳を使う習慣」で
衰えにブレーキ！
脳は何歳からでも若返ります

本書の
POINT

① 脳活性実験で脳の前頭葉の血流増加を実証
② 脳を刺激する「計算」脳トレを習慣化する
③ 衰えた脳が「働く脳」に生まれ変わります！

本書は「川島隆太教授の脳トレ 計算大全 日めくり366日」を改訂・再編集したものです。

もの忘れから徐々に脳の衰えが進行する脳機能が低下する原因は「使わない」から!

「脳が衰える」とは何なのか

　歳をとると体も脳も衰えます。誰にでも起きることですが、全く何もしなければなおさら脳の機能は下がっていくばかり。では脳の衰えとはどのようなことでしょうか。**人の話を理解する力が弱くなったり**、ちょっとしたことで**イライラしたり怒りやすくなったり**することが見られます。また、以前は好きな趣味に没頭していたのに趣味をやめてしまうことも衰えのサインです。

脳の衰えのサイン

無性にイライラする

人と会うのが面倒

文字を読むのも億劫

人の話がうまく理解できない

外出するにも気が乗らない

違う意見を受け入れられない

頑固になったと言われる

趣味に熱中しなくなった

認知症とはどんな病気か

　脳が正常に機能しなくなると、記憶力や判断力、認知能力が著しく下がり日常生活に支障が出てきます。

　認知症のもの忘れだと**体験そのものを忘れてしまう**ので、夕食を食べた後にまた夕食を食べようとするといった症状が見られるようになります。

　やがて症状が重くなると、自分の周りのことがうまく認識できなくなり、外出した際に迷子になるなど**場所・時間がわからなくなる**、着替えやトイレ等も困難になります。ですから脳の衰えが表面化する前に脳の機能を維持する脳トレが重要です。

もの忘れと認知症との違い

加齢によるもの忘れ	認知症によるもの忘れ
何を食べたかを忘れる	食べたこと自体を忘れる
日付や曜日を間違える	日付や曜日がわからなくなる
体験の一部を忘れる	体験したことそのものを忘れる
忘れたことを自覚している	忘れたことに気づかない
物をなくしたときに探そうとする	物をなくしたら誰かに盗られたと思う

脳は何歳からでも
認知機能は上がる
前頭前野を継続的に
きたえましょう!

前頭前野は脳の司令塔

　このような脳の衰えは、脳の前頭葉にある前頭前野の機能低下が原因です。前頭前野は「記憶」「考える」「判断」などといった、最も重要な司令塔の役割を担っています。**衰える原因は「使わない」から**です。運動不足で体の動きや機能が衰えるのと同様に、脳も「使わない」とダメになります。**脳は正しくきたえれば何歳からでも、認知機能が向上する**ことが科学的にわかっています。

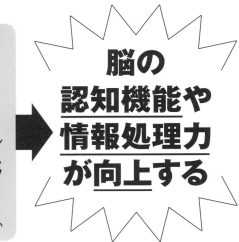

脳トレ

読み書き計算
イラストパズル
文字パズル
数字パズル

**脳の前頭前野
が活性化**

**脳の
認知機能や
情報処理力
が向上する**

脳を使うことで若返る

人間の脳は、「前頭葉」「頭頂葉」「後頭葉」「側頭葉」の4つの部分に分けられます。中でも前頭葉にある前頭前野は、認知機能を司るだけではなく、手足や体を動かすための指令、「暑い・寒い」などの感覚も司るので、非常に重要な場所です。

脳の衰えを食い止めるためには、前頭前野をきたえましょう。**本書での「単純な計算」**のほか、イラストや文字のパズルといった簡単な問題を解くと、前頭前野が**非常に活性化し脳を若返らせる**ことができるのです。前頭前野の活性化によって、記憶力などの認知機能が向上し、情報を処理する脳力も向上することがわかっています。

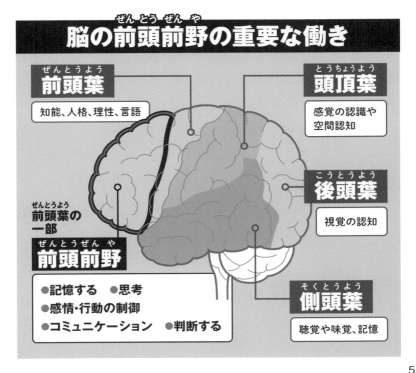

脳の前頭前野の重要な働き

前頭葉
知能、人格、理性、言語

頭頂葉
感覚の認識や空間認知

後頭葉
視覚の認知

前頭葉の一部
前頭前野
●記憶する　●思考
●感情・行動の制御
●コミュニケーション　●判断する

側頭葉
聴覚や味覚、記憶

本書で前頭葉の血流が増え脳の活性化が証明されました!

本書の問題で脳が活性化する

　脳の前頭前野を活性化させる作業は何なのか、多数の実験を東北大学と学研との共同研究によって行いました。

　足し算引き算などの計算のほか、言葉の読み書き、積み木などを光トポグラフィという装置で脳の血流変化を調べていきました。この実験の結果わかったことは、実際に**手を使って数字や文字を書くこと**、つまり「読み書き計算」が非常に前頭前野を活性化させることが判明しました。

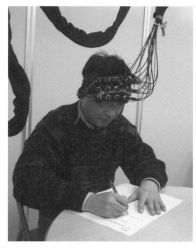

脳トレ実験
読み書き計算、
文字パズル
イラストパズル
など
多数を
実験しました

前頭葉の働きがアップする

　本書の「計算」を実験した時の画像が下です。計算の作業では下の画像のとおり前頭葉が活発に働き、非常に活性化しました。**本書の脳活性効果が証明**されたのです。

　脳の活性化で**最も重要なポイントは「全速力で解く」**こと。速く解くと脳の情報処理速度が上がり、認知機能が向上するのです。速く解いて「間違ったらどうしよう？」と思う方もいるかもしれません。学校のテストとは違い、間違ってもOK。「速く解く作業」＝「脳の活性化」が目的だからです。もう1つのポイントは「毎日やる」こと。継続的に続けて脳の健康を守りましょう。

脳の血流変化の実験画像

▼ **実験前（安静時）**

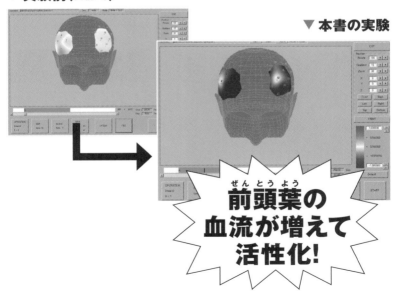

▼ **本書の実験**

前頭葉の
血流が増えて
活性化！

次の計算をしましょう。

$\boxed{1}$ $7 + 2 =$	$\boxed{11}$ $13 - 2 =$
$\boxed{2}$ $5 \times 6 =$	$\boxed{12}$ $40 \div 5 =$
$\boxed{3}$ $18 \div 6 =$	$\boxed{13}$ $15 - 9 =$
$\boxed{4}$ $4 + 2 =$	$\boxed{14}$ $2 + 3 =$
$\boxed{5}$ $14 + 1 =$	$\boxed{15}$ $8 \div 4 =$
$\boxed{6}$ $9 - 8 =$	$\boxed{16}$ $24 \div 8 =$
$\boxed{7}$ $5 \times 2 =$	$\boxed{17}$ $10 - 1 =$
$\boxed{8}$ $9 \times 3 =$	$\boxed{18}$ $6 + 1 =$
$\boxed{9}$ $7 + 1 =$	$\boxed{19}$ $9 \div 3 =$
$\boxed{10}$ $6 - 3 =$	$\boxed{20}$ $8 - 2 =$

119日の答え▶ $\boxed{1}$ 10 $\boxed{2}$ 3 $\boxed{3}$ 2 $\boxed{4}$ 9 $\boxed{5}$ 7 $\boxed{6}$ 21 $\boxed{7}$ 3 $\boxed{8}$ 3 $\boxed{9}$ 25 $\boxed{10}$ 11 $\boxed{11}$ 2 $\boxed{12}$ 3 $\boxed{13}$ 2 $\boxed{14}$ 2 $\boxed{15}$ 23 $\boxed{16}$ 17 $\boxed{17}$ 10 $\boxed{18}$ 4 $\boxed{19}$ 9 $\boxed{20}$ 9

答えはページをめくった後ろにあります。

月　日

□にあてはまる数を書きましょう。

1 □ + 2 = 3

11 6 + □ = 9

2 12 − □ = 6

12 14 − □ = 8

3 □ × 5 = 20

13 □ × 3 = 6

4 9 − □ = 5

14 5 + □ = 14

5 8 + □ = 16

15 □ × 5 = 25

6 14 + □ = 16

16 □ + 2 = 4

7 □ × 4 = 12

17 □ − 6 = 4

8 15 − □ = 10

18 6 × □ = 48

9 □ ÷ 3 = 7

19 □ − 1 = 5

10 □ ÷ 9 = 4

20 □ ÷ 4 = 1

9

次の計算をしましょう。

1　$1 + 2 + 1 =$ ☐　11　$1 + 7 + 7 =$ ☐

2　$4 + 7 + 3 =$ ☐　12　$3 + 3 + 4 =$ ☐

3　$9 - 5 + 2 =$ ☐　13　$11 - 9 + 1 =$ ☐

4　$8 - 3 + 1 =$ ☐　14　$6 + 6 + 8 =$ ☐

5　$7 - 1 - 2 =$ ☐　15　$5 - 3 + 2 =$ ☐

6　$13 - 4 - 4 =$ ☐　16　$9 - 7 + 1 =$ ☐

7　$8 - 7 + 4 =$ ☐　17　$10 + 1 + 9 =$ ☐

8　$15 - 8 + 1 =$ ☐　18　$1 + 8 - 6 =$ ☐

9　$10 - 2 - 1 =$ ☐　19　$12 - 9 - 2 =$ ☐

10　$3 + 8 - 7 =$ ☐　20　$4 - 2 + 4 =$ ☐

1日の答え▶ 1 9　2 30　3 3　4 6　5 15　6 1　7 10　8 27　9 8　10 3　11 11　12 8　13 6　14 5　15 2　16 3　17 9　18 7　19 3　20 6

線でつながった2マスには同じ数が入ります。マスに答えを書きましょう。

1　$7 - \boxed{} = 5$

同じ数が入ります。

　$3 - \boxed{} = \bigcirc$

2　$10 - \boxed{} = 6$

　$9 \times \boxed{} = \bigcirc$

3　$5 + \boxed{} = 8$

　$4 \times \boxed{} = \bigcirc$

4　$1 + \boxed{} = 8$

　$28 \div \boxed{} = \bigcirc$

5　$11 + \boxed{} = 23$

　$14 - \boxed{} = \bigcirc$

6　$7 + 8 = \boxed{}$

　$\boxed{} \div 3 = \boxed{}$

7　$9 - 7 = \boxed{}$

　$\boxed{} \times 6 = \boxed{}$

8　$15 + 9 = \boxed{}$

　$\boxed{} \div 6 = \boxed{}$

9　$4 + 1 = \boxed{}$

　$\boxed{} - 2 = \boxed{}$

10　$4 + 9 = \boxed{}$

　$\boxed{} - 8 = \boxed{}$

2日
の答え ▶ ① 1　② 6　③ 4　④ 4　⑤ 8　⑥ 2　⑦ 3　⑧ 5　⑨ 21　⑩ 36
⑪ 3　⑫ 6　⑬ 2　⑭ 9　⑮ 5　⑯ 2　⑰ 10　⑱ 8　⑲ 6　⑳ 4

11

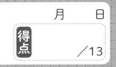

5日 マスの数

月　日
得点　／13

マスの数をエリアごとに計算して、マスの数の合計を出しましょう。

1

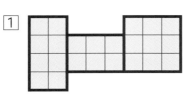

_____ × _____ = (　　　) 個
　　　　　　　　　　　　　 +
_____ × _____ = (　　　) 個
　　　　　　　　　　　　　 +
_____ × _____ = (　　　) 個
　　　　　　　　　　　　　 ‖
●マスの数の合計 ☐ 個

2

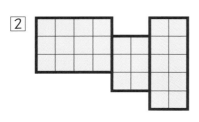

_____ × _____ = (　　　) 個
　　　　　　　　　　　　　 +
_____ × _____ = (　　　) 個
　　　　　　　　　　　　　 +
_____ × _____ = (　　　) 個
　　　　　　　　　　　　　 ‖
●マスの数の合計 ☐ 個

3

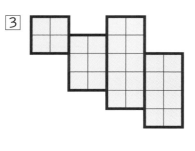

_____ × _____ = (　　　) 個
　　　　　　　　　　　　　 +
_____ × _____ = (　　　) 個
　　　　　　　　　　　　　 +
_____ × _____ = (　　　) 個
　　　　　　　　　　　　　 +
_____ × _____ = (　　　) 個
　　　　　　　　　　　　　 ‖
●マスの数の合計 ☐ 個

6日 2つの数と3つの数の計算

月　日

得点　／20

次の計算をしましょう。

1　4 × 7 =

2　10 + 4 − 7 =

3　8 ÷ 2 =

4　2 + 5 =

5　7 − 2 − 3 =

6　8 − 4 + 7 =

7　7 × 2 =

8　1 + 6 − 2 =

9　9 ÷ 3 =

10　9 + 5 + 8 =

11　2 + 7 − 5 =

12　17 − 8 − 8 =

13　6 × 3 =

14　17 − 6 =

15　8 − 8 =

16　12 + 1 + 8 =

17　5 × 5 =

18　4 × 8 =

19　11 − 7 + 1 =

20　49 ÷ 7 =

4日
の答え▶ 1 2、1　2 4、36　3 3、12　4 7、4　5 12、2
6 15、5　7 2、12　8 24、4　9 5、3　10 13、5
上、下の順

13

7日 タテヨコ計算

月　日

得点　／32

タテとヨコ、それぞれの計算式を解きましょう。

1
11 ＋ 7 ＝ ❶ □
＋　　＋
5 － 2 ＝ ❷ □
‖　　‖
❸ □　❹ □

5
7 ＋ 6 ＝ ❶ □
×　　÷
4 ＋ 2 ＝ ❷ □
‖　　‖
❸ □　❹ □

2
9 ＋ 7 ＝ ❶ □
＋　　×
2 ＋ 5 ＝ ❷ □
‖　　‖
❸ □　❹ □

6
15 ÷ 3 ＝ ❶ □
｜　　×
9 ＋ 7 ＝ ❷ □
‖　　‖
❸ □　❹ □

3
6 ＋ 8 ＝ ❶ □
＋　　÷
4 × 4 ＝ ❷ □
‖　　‖
❸ □　❹ □

7
8 ＋ 7 ＝ ❶ □
＋　　｜
9 ÷ 3 ＝ ❷ □
‖　　‖
❸ □　❹ □

4
13 － 3 ＝ ❶ □
｜　　＋
5 × 5 ＝ ❷ □
‖　　‖
❸ □　❹ □

8
16 － 4 ＝ ❶ □
÷　　×
8 ＋ 3 ＝ ❷ □
‖　　‖
❸ □　❹ □

5日
の答え ▶ 1 4 × 2 ＝ 8、2 × 3 ＝ 6、3 × 3 ＝ 9、23　2 3 × 4 ＝ 12、
3 × 2 ＝ 6、5 × 2 ＝ 10、28　3 2 × 2 ＝ 4、3 × 2 ＝ 6、
5 × 2 ＝ 10、4 × 2 ＝ 8、28

14

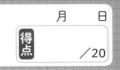
□にあてはまる数を書きましょう。

1　$5 - \boxed{} = 4$

2　$\boxed{} \div 3 = 9$

3　$\boxed{} + 1 = 4$

4　$4 + \boxed{} = 13$

5　$6 + \boxed{} = 11$

6　$7 - \boxed{} = 5$

7　$\boxed{} - 1 = 9$

8　$45 \div \boxed{} = 5$

9　$7 \times \boxed{} = 49$

10　$1 + \boxed{} = 3$

11　$\boxed{} - 6 = 2$

12　$\boxed{} - 4 = 5$

13　$4 \times \boxed{} = 32$

14　$22 - \boxed{} = 17$

15　$12 \div \boxed{} = 4$

16　$\boxed{} \times 6 = 36$

17　$\boxed{} + 7 = 11$

18　$4 \times \boxed{} = 24$

19　$4 + \boxed{} = 7$

20　$2 + \boxed{} = 4$

次の計算をしましょう。

1　$6 - 1 - 3 =$ 　　　　11　$2 + 4 + 4 =$

2　$15 - 6 - 8 =$ 　　　12　$12 - 8 + 2 =$

3　$1 + 4 + 1 =$ 　　　　13　$8 - 3 - 1 =$

4　$5 + 2 - 4 =$ 　　　　14　$6 - 4 + 1 =$

5　$7 + 3 - 7 =$ 　　　　15　$4 + 5 - 3 =$

6　$11 + 1 - 5 =$ 　　　16　$6 + 6 + 4 =$

7　$18 + 9 + 1 =$ 　　　17　$2 + 7 - 3 =$

8　$16 - 4 - 3 =$ 　　　18　$28 - 2 - 5 =$

9　$1 + 3 + 5 =$ 　　　　19　$10 - 5 + 2 =$

10　$9 - 7 + 3 =$ 　　　20　$3 + 1 + 6 =$

7日
の答え ▶ 1 ❶18 ❷3 ❸16 ❹9　2 ❶16 ❷7 ❸11 ❹35　3 ❶14 ❷16
❸10 ❹2　4 ❶10 ❷25 ❸8 ❹8　5 ❶13 ❷6 ❸28 ❹3　6 ❶5
❷16 ❸6 ❹21　7 ❶15 ❷3 ❸17 ❹4　8 ❶12 ❷11 ❸2 ❹12

16

線でつながったマスどうしをたし算して、□に答えを書きましょう。

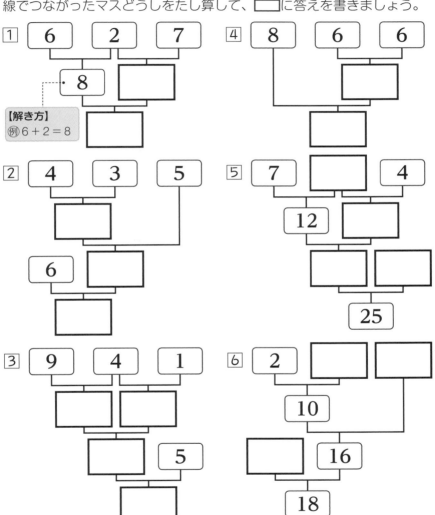

1　6　2　7
・8
【解き方】
例 6＋2＝8

2　4　3　5
6

3　9　4　1
5

4　8　6　6

5　7　　4
12
25

6　2
10
16
18

□にあてはまる数を書きましょう。

1　□ − 2 = 6

11　□ + 5 = 12

2　5 + □ = 20

12　14 ÷ □ = 7

3　18 ÷ □ = 9

13　9 − □ = 8

4　□ + 7 = 10

14　□ + 8 = 12

5　□ ÷ 3 = 2

15　□ ÷ 4 = 4

6　□ − 3 = 24

16　15 ÷ □ = 3

7　4 × □ = 12

17　□ + 6 = 12

8　□ × 8 = 48

18　10 − □ = 4

9　16 − □ = 7

19　24 ÷ □ = 8

10　56 ÷ □ = 8

20　□ + 5 = 6

9日
の答え ▶ 1 2　2 1　3 6　4 3　5 3　6 7　7 28　8 9　9 9　10 5
11 10　12 6　13 4　14 3　15 6　16 16　17 6　18 21　19 7　20 10

線でつながった2マスには同じ数が入ります。マスに答えを書きましょう。

① 2 + ▢ = 11

▢ ÷ 3 = ◯

② 12 + ▢ = 20

▢ × 2 = ◯

③ 7 + ▢ = 9

▢ × 2 = ◯

④ 10 + ▢ = 13

▢ + 2 = ◯

⑤ 4 − ▢ = 2

▢ − 1 = ◯

⑥ 3 + 3 = ▢

12 ÷ ▢ = ◯

⑦ 7 − 5 = ▢

21 − ▢ = ◯

⑧ 8 − 5 = ▢

4 + ▢ = ◯

⑨ 4 + 1 = ▢

2 × ▢ = ◯

⑩ 18 − 4 = ▢

9 + ▢ = ◯

次の計算をしましょう。

1　$28 \div 7 =$ 　　　　　　11　$63 \div 9 =$

2　$6 + 6 =$ 　　　　　　12　$11 + 7 + 3 =$

3　$29 - 2 - 3 =$ 　　　　13　$7 + 2 - 3 =$

4　$8 + 4 - 3 =$ 　　　　14　$3 + 5 + 8 =$

5　$2 \times 4 =$ 　　　　　15　$14 \div 2 =$

6　$14 + 4 =$ 　　　　　16　$4 \times 3 =$

7　$7 + 9 - 5 =$ 　　　　17　$8 + 8 - 3 =$

8　$9 \times 2 =$ 　　　　　18　$64 \div 8 =$

9　$14 - 8 - 2 =$ 　　　　19　$9 - 6 + 2 =$

10　$8 - 2 - 5 =$ 　　　　20　$16 \div 2 =$

11日
の答え ▶ 1 8　2 15　3 2　4 3　5 6　6 27　7 3　8 6　9 9　10 7
11 7　12 2　13 1　14 4　15 16　16 5　17 6　18 6　19 3　20 1

20

14日 3つの穴あき計算

3つの式の答えが同じになるように、□にあてはまる数を書きましょう。
（例：①は 18 ÷ 3 = 2 +□で 18 ÷ 3 =□+ 3 です）

① $18 ÷ 3 = \boxed{}^{❶} = 2 + \boxed{}^{❷} = \boxed{}^{❸} + 3$

② $8 + 4 = \boxed{}^{❶} = 4 × \boxed{}^{❷} = \boxed{}^{❸} × 6$

③ $5 + 6 = \boxed{}^{❶} = 16 - \boxed{}^{❷} = \boxed{}^{❸} + 3$

④ $2 × 8 = \boxed{}^{❶} = 6 + \boxed{}^{❷} = \boxed{}^{❸} + 7$

⑤ $9 - 4 = \boxed{}^{❶} = 15 ÷ \boxed{}^{❷} = \boxed{}^{❸} - 3$

⑥ $3 × 3 = \boxed{}^{❶} = 12 - \boxed{}^{❷} = \boxed{}^{❸} + 6$

⑦ $6 + 2 = \boxed{}^{❶} = 13 - \boxed{}^{❷} = \boxed{}^{❸} × 4$

⑧ $16 ÷ 4 = \boxed{}^{❶} = 2 × \boxed{}^{❷} = \boxed{}^{❸} + 3$

⑨ $21 ÷ 3 = \boxed{}^{❶} = 3 + \boxed{}^{❷} = \boxed{}^{❸} + 2$

⑩ $11 - 7 = \boxed{}^{❶} = 24 ÷ \boxed{}^{❷} = \boxed{}^{❸} - 1$

12日
の答え ▶ ① 9、3　② 8、16　③ 2、4　④ 3、5　⑤ 2、1（すべて上、下の順）
⑥ 6、2　⑦ 2、19　⑧ 3、7　⑨ 5、10　⑩ 14、23

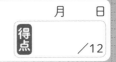
①ご石全体の数→②白のご石の数→③黒のご石の数の順に計算しましょう。

1

①ご石全体　＿＿＿ × ＿＿＿ ＝ (　　) 個

②白のご石　＿＿＿ × ＿＿＿ ＝ (　　) 個

③黒のご石　全体の数 (　　) − 白の数 (　　) ＝ □ 個

2

①ご石全体　＿＿＿ × ＿＿＿ ＝ (　　) 個

②白のご石　＿＿＿ × ＿＿＿ ＝ (　　) 個

③黒のご石　全体の数 (　　) − 白の数 (　　) ＝ □ 個

3

①ご石全体　＿＿＿ × ＿＿＿ ＝ (　　) 個

②白のご石　＿＿＿ × ＿＿＿ ＝ (　　) 個

③黒のご石　全体の数 (　　) − 白の数 (　　) ＝ □ 個

4

①ご石全体　＿＿＿ × ＿＿＿ ＝ (　　) 個

②白のご石　＿＿＿ × ＿＿＿ ＝ (　　) 個

③黒のご石　全体の数 (　　) − 白の数 (　　) ＝ □ 個

13日
の答え ▶ 1 4　2 12　3 24　4 9　5 8　6 18　7 11　8 18　9 4　10 1
11 7　12 21　13 6　14 16　15 7　16 12　17 13　18 8　19 5　20 8

22

次の計算をしましょう。

1　$18 + 2 =$ ☐

2　$6 + 8 =$ ☐

3　$24 \div 6 =$ ☐

4　$15 - 9 =$ ☐

5　$10 - 2 =$ ☐

6　$18 \div 3 =$ ☐

7　$5 - 5 =$ ☐

8　$8 + 1 =$ ☐

9　$12 - 4 =$ ☐

10　$3 - 2 =$ ☐

11　$4 \times 4 =$ ☐

12　$15 + 6 =$ ☐

13　$5 \times 8 =$ ☐

14　$2 + 4 =$ ☐

15　$9 \div 9 =$ ☐

16　$1 + 7 =$ ☐

17　$9 \times 5 =$ ☐

18　$8 \times 2 =$ ☐

19　$36 \div 9 =$ ☐

20　$12 - 9 =$ ☐

17日 タテヨコ計算

タテとヨコ、それぞれの計算式を解きましょう。

1　　3　×　4　= ❶☐
　　　+　　　−
　　　8　−　2　= ❷☐
　　　‖　　　‖
❸☐　❹☐

5　　7　+　9　= ❶☐
　　　+　　　−
　　　8　−　6　= ❷☐
　　　‖　　　‖
❸☐　❹☐

2　10　÷　2　= ❶☐
　　　+　　　+
　　　7　−　4　= ❷☐
　　　‖　　　‖
❸☐　❹☐

6　　8　×　2　= ❶☐
　　　+　　　+
　　　9　−　3　= ❷☐
　　　‖　　　‖
❸☐　❹☐

3　　6　÷　2　= ❶☐
　　　+　　　+
　　　9　−　5　= ❷☐
　　　‖　　　‖
❸☐　❹☐

7　　1　+　8　= ❶☐
　　　+　　　+
　　　6　×　4　= ❷☐
　　　‖　　　‖
❸☐　❹☐

4　14　÷　7　= ❶☐
　　　+　　　−
　　　2　×　5　= ❷☐
　　　‖　　　‖
❸☐　❹☐

8　　6　×　6　= ❶☐
　　　+　　　−
　　　8　÷　4　= ❷☐
　　　‖　　　‖
❸☐　❹☐

15日
の答え ▶ 1 ①5×4＝20 ②3×2＝6 ③20−6＝14　2 ①5×5＝25
②3×4＝12 ③25−12＝13　3 ①6×4＝24 ②5×3＝15
③24−15＝9　4 ①6×5＝30 ②4×3＝12 ③30−12＝18

24

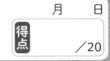

次の計算をしましょう。

1. $12 - 3 - 3 =$ ☐

11. $8 - 5 - 2 =$ ☐

2. $1 + 7 - 3 =$ ☐

12. $17 + 1 + 6 =$ ☐

3. $21 + 8 - 7 =$ ☐

13. $10 - 2 - 7 =$ ☐

4. $6 + 0 - 2 =$ ☐

14. $2 + 1 + 6 =$ ☐

5. $9 - 3 - 5 =$ ☐

15. $3 - 1 + 4 =$ ☐

6. $13 - 6 + 4 =$ ☐

16. $12 - 3 - 9 =$ ☐

7. $7 + 8 - 2 =$ ☐

17. $5 + 3 - 1 =$ ☐

8. $8 - 1 + 3 =$ ☐

18. $5 + 8 - 3 =$ ☐

9. $9 - 5 - 1 =$ ☐

19. $13 - 2 + 7 =$ ☐

10. $6 + 1 - 4 =$ ☐

20. $4 - 2 + 8 =$ ☐

16日
の答え ▶ ① 20 ② 14 ③ 4 ④ 6 ⑤ 8 ⑥ 6 ⑦ 0 ⑧ 9 ⑨ 8 ⑩ 1
⑪ 16 ⑫ 21 ⑬ 40 ⑭ 6 ⑮ 1 ⑯ 8 ⑰ 45 ⑱ 16 ⑲ 4 ⑳ 3

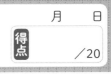

得点 ／20

□にあてはまる数を書きましょう。

1　$36 \div \boxed{} = 4$

2　$\boxed{} \times 4 = 20$

3　$8 + \boxed{} = 12$

4　$7 - \boxed{} = 3$

5　$\boxed{} + 7 = 10$

6　$10 - \boxed{} = 4$

7　$56 \div \boxed{} = 8$

8　$\boxed{} + 2 = 5$

9　$12 - \boxed{} = 3$

10　$6 + \boxed{} = 14$

11　$\boxed{} - 7 = 7$

12　$\boxed{} + 2 = 17$

13　$\boxed{} \times 4 = 28$

14　$\boxed{} + 5 = 6$

15　$6 \times \boxed{} = 54$

16　$\boxed{} - 4 = 1$

17　$7 + \boxed{} = 15$

18　$11 - \boxed{} = 8$

19　$\boxed{} - 4 = 5$

20　$\boxed{} \div 4 = 6$

17日
の答え ▶ ① ❶12 ❷6 ❸11 ❹2　② ❶5 ❷3 ❸17 ❹6　③ ❶3 ❷4 ❸15 ❹7
④ ❶2 ❷10 ❸16 ❹2　⑤ ❶16 ❷2 ❸15 ❹3　⑥ ❶16 ❷6 ❸17
❹5　⑦ ❶9 ❷24 ❸7 ❹12　⑧ ❶36 ❷2 ❸14 ❹2

マスの数をエリアごとに計算して、マスの数の合計を出しましょう。

1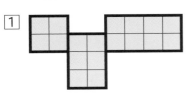

＿＿ × ＿＿ = (　　　) 個
＋
＿＿ × ＿＿ = (　　　) 個
＋
＿＿ × ＿＿ = (　　　) 個
＝
●マスの数の合計 □ 個

2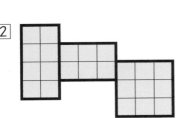

＿＿ × ＿＿ = (　　　) 個
＋
＿＿ × ＿＿ = (　　　) 個
＋
＿＿ × ＿＿ = (　　　) 個
＝
●マスの数の合計 □ 個

3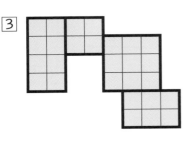

＿＿ × ＿＿ = (　　　) 個
＋
＿＿ × ＿＿ = (　　　) 個
＋
＿＿ × ＿＿ = (　　　) 個
＋
＿＿ × ＿＿ = (　　　) 個
＝
●マスの数の合計 □ 個

18日
の答え ▶ 1 6　2 5　3 22　4 4　5 1　6 11　7 13　8 10　9 3　10 3
11 1　12 24　13 1　14 9　15 6　16 0　17 7　18 10　19 18　20 10

27

3つの数の計算

次の計算をしましょう。

1　$8 - 3 - 3 =$ ☐

2　$8 + 9 - 5 =$ ☐

3　$9 + 3 - 3 =$ ☐

4　$6 - 1 + 2 =$ ☐

5　$4 + 8 + 7 =$ ☐

6　$19 + 6 - 5 =$ ☐

7　$6 + 3 - 4 =$ ☐

8　$15 - 6 - 2 =$ ☐

9　$9 + 7 + 1 =$ ☐

10　$9 - 5 + 4 =$ ☐

11　$23 - 5 - 7 =$ ☐

12　$8 + 4 - 2 =$ ☐

13　$11 - 3 - 3 =$ ☐

14　$8 - 4 + 6 =$ ☐

15　$10 + 5 - 8 =$ ☐

16　$1 + 9 - 6 =$ ☐

17　$7 - 3 - 1 =$ ☐

18　$12 + 6 + 7 =$ ☐

19　$5 - 1 + 5 =$ ☐

20　$12 - 5 - 2 =$ ☐

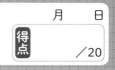
□にあてはまる数を書きましょう。

1　□ + 6 = 9

11　□ ÷ 2 = 7

2　□ − 5 = 5

12　32 ÷ □ = 4

3　20 ÷ □ = 4

13　□ × 4 = 24

4　□ × 4 = 16

14　□ ÷ 5 = 3

5　□ − 3 = 2

15　13 − □ = 10

6　□ + 6 = 18

16　□ × 3 = 6

7　7 × □ = 56

17　7 + □ = 14

8　1 + □ = 9

18　8 − □ = 4

9　10 − □ = 1

19　7 × □ = 49

10　□ + 8 = 17

20　□ + 6 = 8

20日
の答え ▶ 1 2×2＝4、3×2＝6、2×4＝8、18 2 4×2＝8、
2×3＝6、3×3＝9、23 3 4×2＝8、2×2＝4、3×3＝9、
2×3＝6、27

29

23日 リレー計算

月　日

得点 ／20

線でつながった2マスには同じ数が入ります。マスに答えを書きましょう。

1　2 + ☐ = 7
　　3 + ☐ = ⬭

6　6 + 8 = ☐
　　☐ − 4 = ⬭

2　4 + ☐ = 10
　　7 − ☐ = ⬭

7　2 × 6 = ☐
　　☐ ÷ 4 = ⬭

3　3 × ☐ = 9
　　12 − ☐ = ⬭

8　25 − 8 = ☐
　　☐ − 3 = ⬭

4　14 ÷ ☐ = 7
　　6 + ☐ = ⬭

9　13 + 5 = ☐
　　☐ ÷ 9 = ⬭

5　19 − ☐ = 16
　　9 × ☐ = ⬭

10　8 × 2 = ☐
　　☐ + 7 = ⬭

21日
の答え ▶ 1 2　2 12　3 9　4 7　5 19　6 20　7 5　8 7　9 17　10 8
　　　　11 11　12 10　13 5　14 10　15 7　16 4　17 3　18 25　19 9　20 5

30

次の計算をしましょう。

1　$4 + 7 =$ ☐

2　$17 - 6 =$ ☐

3　$9 \times 8 =$ ☐

4　$9 + 1 =$ ☐

5　$14 - 5 =$ ☐

6　$2 \times 4 =$ ☐

7　$7 + 3 =$ ☐

8　$8 - 5 =$ ☐

9　$54 \div 9 =$ ☐

10　$6 - 4 =$ ☐

11　$9 + 6 =$ ☐

12　$13 - 9 =$ ☐

13　$18 \div 2 =$ ☐

14　$7 \times 6 =$ ☐

15　$24 \div 8 =$ ☐

16　$3 - 1 =$ ☐

17　$18 - 3 =$ ☐

18　$8 \times 8 =$ ☐

19　$5 \times 2 =$ ☐

20　$12 - 5 =$ ☐

22日
の答え ▶ 1 3　2 10　3 5　4 4　5 5　6 12　7 8　8 8　9 9　10 9
11 14　12 8　13 6　14 15　15 3　16 2　17 7　18 4　19 7　20 2

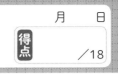

25日 ツリーたし算

月　日

得点　／18

線でつながったマスどうしをたし算して、□に答えを書きましょう。

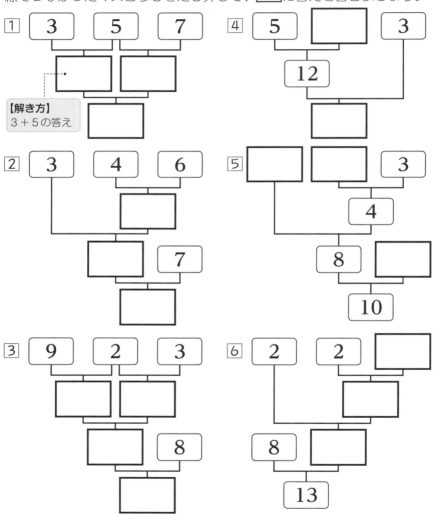

1
3　5　7

【解き方】
3＋5の答え

2
3　4　6

7

3
9　2　3

8

4
5　□　3

12

5
□　□　3

4

8　□

10

6
2　2　□

8　□

13

26日 タテヨコ計算

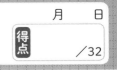

月　日

得点　／32

タテとヨコ、それぞれの計算式を解きましょう。

1
```
5   +   3   = ❶□
+       ×
8   −   7   = ❷□
=       =
❸□      ❹□
```

5
```
15  +   3   = ❶□
−       ×
5   +   9   = ❷□
=       =
❸□      ❹□
```

2
```
12  −   6   = ❶□
÷       ÷
6   +   2   = ❷□
=       =
❸□      ❹□
```

6
```
2   ×   4   = ❶□
×       ÷
8   +   2   = ❷□
=       =
❸□      ❹□
```

3
```
18  ÷   6   = ❶□
−       +
9   ÷   3   = ❷□
=       =
❸□      ❹□
```

7
```
14  ÷   2   = ❶□
−       +
9   +   4   = ❷□
=       =
❸□      ❹□
```

4
```
6   ×   6   = ❶□
+       −
8   ÷   4   = ❷□
=       =
❸□      ❹□
```

8
```
5   ×   7   = ❶□
−       −
4   +   4   = ❷□
=       =
❸□      ❹□
```

24日
の答え ▶ 1 11　2 11　3 72　4 10　5 9　6 8　7 10　8 3　9 6　10 2
11 15　12 4　13 9　14 42　15 3　16 2　17 15　18 64　19 10　20 7

次の計算をしましょう。

① $8 + 6 + 5 =$ □　　⑪ $3 + 5 + 5 =$ □

② $14 - 7 - 6 =$ □　　⑫ $6 + 6 - 9 =$ □

③ $8 - 6 - 2 =$ □　　⑬ $1 + 5 - 4 =$ □

④ $5 - 1 + 3 =$ □　　⑭ $18 - 4 - 8 =$ □

⑤ $7 - 3 - 2 =$ □　　⑮ $9 - 2 - 1 =$ □

⑥ $9 - 3 - 3 =$ □　　⑯ $10 - 3 + 5 =$ □

⑦ $5 - 2 + 8 =$ □　　⑰ $4 + 6 - 6 =$ □

⑧ $9 + 6 - 9 =$ □　　⑱ $23 - 3 - 9 =$ □

⑨ $12 + 3 + 8 =$ □　　⑲ $1 + 4 - 2 =$ □

⑩ $4 - 1 - 1 =$ □　　⑳ $13 + 5 - 8 =$ □

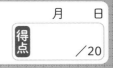
□にあてはまる数を書きましょう。

1　$7 + \boxed{} = 8$

2　$\boxed{} - 6 = 11$

3　$9 - \boxed{} = 3$

4　$\boxed{} - 8 = 7$

5　$5 \times \boxed{} = 40$

6　$\boxed{} + 7 = 14$

7　$\boxed{} - 5 = 6$

8　$2 + \boxed{} = 10$

9　$\boxed{} \div 6 = 2$

10　$\boxed{} + 5 = 9$

11　$18 - \boxed{} = 9$

12　$\boxed{} \div 8 = 9$

13　$\boxed{} \div 4 = 2$

14　$2 + \boxed{} = 7$

15　$14 \div \boxed{} = 2$

16　$\boxed{} \times 8 = 16$

17　$7 \times \boxed{} = 21$

18　$\boxed{} - 2 = 1$

19　$11 - \boxed{} = 4$

20　$42 \div \boxed{} = 7$

次の計算をしましょう。

1　$14 - 3 =$ ☐

2　$27 - 4 + 1 =$ ☐

3　$9 + 4 =$ ☐

4　$4 \times 7 =$ ☐

5　$12 + 8 - 2 =$ ☐

6　$11 + 7 + 9 =$ ☐

7　$8 \div 2 =$ ☐

8　$4 \times 4 =$ ☐

9　$15 - 7 - 8 =$ ☐

10　$4 + 2 + 6 =$ ☐

11　$7 - 1 + 4 =$ ☐

12　$3 \times 3 =$ ☐

13　$4 - 2 =$ ☐

14　$13 - 2 - 2 =$ ☐

15　$2 + 6 + 1 =$ ☐

16　$9 \times 7 =$ ☐

17　$8 - 7 + 4 =$ ☐

18　$5 \times 2 =$ ☐

19　$18 \div 6 =$ ☐

20　$16 + 5 - 8 =$ ☐

27日
の答え ▶ 1 19　2 1　3 0　4 7　5 2　6 3　7 11　8 6　9 23　10 2
11 13　12 3　13 2　14 6　15 6　16 12　17 4　18 11　19 3　20 10

36

30日 ご石の数

月　日

得点　／12

①ご石全体の数→②白のご石の数→③黒のご石の数の順に計算しましょう。

1

①ご石全体　＿＿＿ × ＿＿＿ = (　　) 個

②白のご石　＿＿＿ × ＿＿＿ = (　　) 個

③黒のご石 　全体の数　　白の数
(　　) − (　　) = ☐ 個

2

①ご石全体　＿＿＿ × ＿＿＿ = (　　) 個

②白のご石　＿＿＿ × ＿＿＿ = (　　) 個

③黒のご石 　全体の数　　白の数
(　　) − (　　) = ☐ 個

3

①ご石全体　＿＿＿ × ＿＿＿ = (　　) 個

②白のご石　＿＿＿ × ＿＿＿ = (　　) 個

③黒のご石 　全体の数　　白の数
(　　) − (　　) = ☐ 個

4

①ご石全体　＿＿＿ × ＿＿＿ = (　　) 個

②白のご石　＿＿＿ × ＿＿＿ = (　　) 個

③黒のご石 　全体の数　　白の数
(　　) − (　　) = ☐ 個

28日
の答え ▶ 1 1　2 17　3 6　4 15　5 8　6 7　7 11　8 8　9 12　10 4
11 9　12 72　13 8　14 5　15 7　16 2　17 3　18 3　19 7　20 6

37

2つの数の計算

次の計算をしましょう。

1　$12 \div 3 =$ ☐

2　$6 - 5 =$ ☐

3　$24 \div 3 =$ ☐

4　$2 \times 2 =$ ☐

5　$12 - 8 =$ ☐

6　$10 - 7 =$ ☐

7　$1 + 7 =$ ☐

8　$10 + 6 =$ ☐

9　$15 - 5 =$ ☐

10　$9 - 5 =$ ☐

11　$56 \div 8 =$ ☐

12　$5 + 9 =$ ☐

13　$6 \div 3 =$ ☐

14　$36 \div 6 =$ ☐

15　$5 + 7 =$ ☐

16　$4 + 4 =$ ☐

17　$2 \times 6 =$ ☐

18　$21 \div 7 =$ ☐

19　$6 \times 8 =$ ☐

20　$9 - 7 =$ ☐

29日
の答え ▶ 1 11　2 24　3 13　4 28　5 18　6 27　7 4　8 16　9 0　10 12
11 10　12 9　13 2　14 9　15 9　16 63　17 5　18 10　19 3　20 13

38

線でつながった2マスには同じ数が入ります。マスに答えを書きましょう。

1　$3 - \boxed{} = 2$

$\boxed{} + 9 = \boxed{}$

6　$8 - 5 = \boxed{}$

$9 \div \boxed{} = \boxed{}$

2　$8 \times \boxed{} = 16$

$\boxed{} + 9 = \boxed{}$

7　$8 + 0 = \boxed{}$

$4 \times \boxed{} = \boxed{}$

3　$7 - \boxed{} = 4$

$\boxed{} + 5 = \boxed{}$

8　$19 - 8 = \boxed{}$

$26 - \boxed{} = \boxed{}$

4　$10 + \boxed{} = 12$

$\boxed{} \times 7 = \boxed{}$

9　$8 - 4 = \boxed{}$

$16 \div \boxed{} = \boxed{}$

5　$13 - \boxed{} = 7$

$\boxed{} + 4 = \boxed{}$

10　$4 - 2 = \boxed{}$

$5 + \boxed{} = \boxed{}$

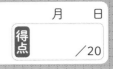

次の計算をしましょう。

1　$5 + 2 + 9 =$ ☐

2　$11 - 4 + 8 =$ ☐

3　$1 + 8 - 6 =$ ☐

4　$9 - 8 + 4 =$ ☐

5　$5 - 1 - 3 =$ ☐

6　$2 + 4 + 9 =$ ☐

7　$23 - 6 - 1 =$ ☐

8　$15 + 2 + 3 =$ ☐

9　$9 - 3 - 4 =$ ☐

10　$4 + 4 - 3 =$ ☐

11　$8 + 5 + 5 =$ ☐

12　$8 - 2 - 5 =$ ☐

13　$7 + 4 + 4 =$ ☐

14　$11 + 4 + 7 =$ ☐

15　$3 + 4 - 2 =$ ☐

16　$7 - 5 - 1 =$ ☐

17　$18 - 6 - 4 =$ ☐

18　$1 + 3 + 3 =$ ☐

19　$13 - 6 - 3 =$ ☐

20　$5 + 7 - 8 =$ ☐

31日
の答え　1 4　2 1　3 8　4 4　5 4　6 3　7 8　8 16　9 10　10 4
11 7　12 14　13 2　14 6　15 12　16 8　17 12　18 3　19 48　20 2

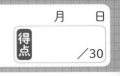

3つの式の答えが同じになるように、□にあてはまる数を書きましょう。

1　 $9 + 7 =$ ❶□ $= 4 \times$ ❷□ $=$ ❸□ $+ 8$

2　 $18 \div 6 =$ ❶□ $= 7 -$ ❷□ $=$ ❸□ $+ 1$

3　 $3 \times 3 =$ ❶□ $= 18 \div$ ❷□ $=$ ❸□ $+ 2$

4　 $16 \div 2 =$ ❶□ $= 13 -$ ❷□ $=$ ❸□ $+ 2$

5　 $9 - 3 =$ ❶□ $= 8 -$ ❷□ $=$ ❸□ $\times 3$

6　 $5 \times 2 =$ ❶□ $= 3 +$ ❷□ $=$ ❸□ $+ 4$

7　 $20 \div 5 =$ ❶□ $= 9 -$ ❷□ $=$ ❸□ $+ 3$

8　 $5 + 6 =$ ❶□ $= 13 -$ ❷□ $=$ ❸□ $+ 7$

9　 $12 - 4 =$ ❶□ $= 2 \times$ ❷□ $=$ ❸□ $+ 3$

10　 $3 + 2 =$ ❶□ $= 10 \div$ ❷□ $=$ ❸□ $+ 4$

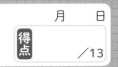
マスの数をエリアごとに計算して、マスの数の合計を出しましょう。

1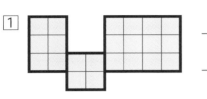

_____ × _____ = (　　　　) 個

　　　　　　　　　　　　+

_____ × _____ = (　　　　) 個

　　　　　　　　　　　　+

_____ × _____ = (　　　　) 個

　　　　　　　　　　　　‖

●マスの数の合計 [　　　] 個

2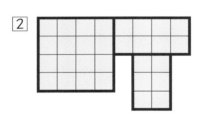

_____ × _____ = (　　　　) 個

　　　　　　　　　　　　+

_____ × _____ = (　　　　) 個

　　　　　　　　　　　　+

_____ × _____ = (　　　　) 個

　　　　　　　　　　　　‖

●マスの数の合計 [　　　] 個

3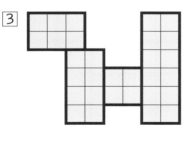

_____ × _____ = (　　　　) 個

　　　　　　　　　　　　+

_____ × _____ = (　　　　) 個

　　　　　　　　　　　　+

_____ × _____ = (　　　　) 個

　　　　　　　　　　　　+

_____ × _____ = (　　　　) 個

　　　　　　　　　　　　‖

●マスの数の合計 [　　　] 個

33日
の答え ▶ 1 16　2 15　3 3　4 5　5 1　6 15　7 16　8 20　9 2　10 5
11 18　12 1　13 15　14 22　15 5　16 1　17 8　18 7　19 4　20 4

42

2つの数と3つの数の計算

月　日

次の計算をしましょう。

1. $4 \times 5 =$

11. $7 \times 2 =$

2. $18 \div 9 =$

12. $9 - 4 =$

3. $1 + 1 + 8 =$

13. $4 + 4 - 7 =$

4. $4 + 6 - 9 =$

14. $14 - 3 =$

5. $7 + 8 =$

15. $3 \times 2 =$

6. $11 + 1 + 1 =$

16. $3 + 1 + 1 =$

7. $5 + 5 + 5 =$

17. $18 \div 3 =$

8. $48 \div 6 =$

18. $2 \times 8 =$

9. $15 + 2 + 4 =$

19. $2 + 9 + 3 =$

10. $12 - 3 - 7 =$

20. $27 - 2 + 3 =$

43

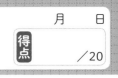
線でつながった2マスには同じ数が入ります。マスに答えを書きましょう。

1　$10 +$ □ $= 11$

　$4 ÷$ □ $=$ ◯

2　$10 +$ □ $= 18$

　$7 ×$ □ $=$ ◯

3　$10 -$ □ $= 8$

　$8 ÷$ □ $=$ ◯

4　$12 +$ □ $= 21$

　$3 ×$ □ $=$ ◯

5　$5 -$ □ $= 1$

　$2 +$ □ $=$ ◯

6　$9 - 4 =$ □

　□ $× 8 =$ ◯

7　$6 - 3 =$ □

　□ $+ 9 =$ ◯

8　$19 + 5 =$ □

　□ $÷ 3 =$ ◯

9　$17 + 8 =$ □

　□ $÷ 5 =$ ◯

10　$6 + 7 =$ □

　□ $- 9 =$ ◯

35日
の答え ▶ 　1 $3 × 2 = 6$、$2 × 2 = 4$、$3 × 4 = 12$、22　2 $4 × 4 = 16$、
$2 × 4 = 8$、$3 × 2 = 6$、30　3 $2 × 3 = 6$、$4 × 2 = 8$、$2 × 2 = 4$、
$6 × 2 = 12$、30

44

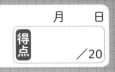

月　　日

得点　／20

□にあてはまる数を書きましょう。

1　$24 - \boxed{} = 19$

2　$\boxed{} - 1 = 7$

3　$\boxed{} + 4 = 13$

4　$3 \times \boxed{} = 15$

5　$3 + \boxed{} = 4$

6　$\boxed{} \times 4 = 32$

7　$\boxed{} + 4 = 14$

8　$7 \times \boxed{} = 42$

9　$\boxed{} - 3 = 4$

10　$\boxed{} \div 8 = 2$

11　$1 + \boxed{} = 7$

12　$\boxed{} - 8 = 1$

13　$18 + \boxed{} = 22$

14　$\boxed{} \div 7 = 2$

15　$\boxed{} + 5 = 13$

16　$2 \times \boxed{} = 8$

17　$\boxed{} - 6 = 0$

18　$5 + \boxed{} = 7$

19　$\boxed{} - 8 = 11$

20　$7 \times \boxed{} = 21$

36日
の答え ▶ 1 20　2 2　3 10　4 1　5 15　6 13　7 15　8 8　9 21　10 2
11 14　12 5　13 1　14 11　15 6　16 5　17 6　18 16　19 14　20 28

次の計算をしましょう。

1　$5 - 2 =$

11　$3 + 3 =$

2　$7 × 8 =$

12　$2 + 2 =$

3　$8 - 2 =$

13　$8 + 7 =$

4　$18 ÷ 2 =$

14　$14 ÷ 2 =$

5　$9 × 8 =$

15　$9 - 5 =$

6　$45 ÷ 9 =$

16　$4 × 5 =$

7　$2 × 5 =$

17　$6 - 1 =$

8　$2 - 1 =$

18　$17 - 2 =$

9　$7 × 4 =$

19　$5 × 5 =$

10　$23 - 6 =$

20　$4 × 8 =$

37日の答え ▶ 1 1、4　2 8、56　3 2、4　4 9、27　5 4、6　6 5、40　7 3、12　8 24、8　9 25、5　10 13、4
上、下の順

40日 ツリーたし算

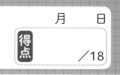

月　　日

得点　／18

線でつながったマスどうしをたし算して、□に答えを書きましょう。

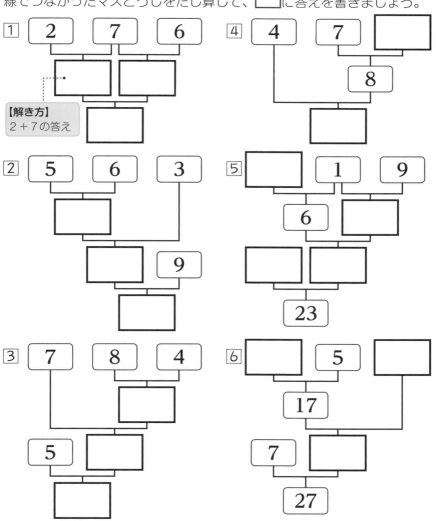

1
2　7　6

【解き方】
2＋7の答え

4
4　7　□
8

2
5　6　3
9

5
□　1　9
6
23

3
7　8　4
5

6
□　5　□
17
7
27

38日
の答え ▶ 1 5　2 8　3 9　4 5　5 1　6 8　7 10　8 6　9 7　10 16
11 6　12 9　13 4　14 14　15 8　16 4　17 6　18 2　19 19　20 3

47

41日 3つの数の計算

次の計算をしましょう。

1   $4 + 8 - 3 =$

11   $6 + 0 - 1 =$

2   $10 - 3 + 0 =$

12   $6 + 5 - 3 =$

3   $3 + 7 - 6 =$

13   $1 + 8 + 5 =$

4   $11 + 8 + 1 =$

14   $7 - 2 + 5 =$

5   $8 - 2 - 4 =$

15   $9 - 3 - 2 =$

6   $1 + 2 + 3 =$

16   $7 + 7 + 5 =$

7   $18 - 5 + 2 =$

17   $4 + 3 + 1 =$

8   $14 + 3 + 5 =$

18   $9 + 9 - 6 =$

9   $7 + 4 - 9 =$

19   $28 - 5 + 1 =$

10   $13 - 9 - 2 =$

20   $3 - 2 + 8 =$

39日の答え▶ 1 3　2 56　3 6　4 9　5 72　6 5　7 10　8 1　9 28　10 17　11 6　12 4　13 15　14 7　15 4　16 20　17 5　18 15　19 25　20 32

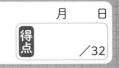

42日 タテヨコ計算

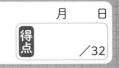

月　日

得点　／32

タテとヨコ、それぞれの計算式を解きましょう。

1　
16 － 5 ＝ ❶ ☐
÷　　＋
4 － 3 ＝ ❷ ☐
＝　　＝
❸ ☐　❹ ☐

5　
18 ÷ 6 ＝ ❶ ☐
｜　　｜
9 － 2 ＝ ❷ ☐
＝　　＝
❸ ☐　❹ ☐

2　
4 ＋ 5 ＝ ❶ ☐
＋　　×
2 × 8 ＝ ❷ ☐
＝　　＝
❸ ☐　❹ ☐

6　
9 × 2 ＝ ❶ ☐
｜　　×
7 ＋ 3 ＝ ❷ ☐
＝　　＝
❸ ☐　❹ ☐

3　
15 － 8 ＝ ❶ ☐
｜　　÷
9 ＋ 2 ＝ ❷ ☐
＝　　＝
❸ ☐　❹ ☐

7　
8 － 6 ＝ ❶ ☐
＋　　÷
4 × 3 ＝ ❷ ☐
＝　　＝
❸ ☐　❹ ☐

4　
8 － 5 ＝ ❶ ☐
＋　　｜
9 ÷ 3 ＝ ❷ ☐
＝　　＝
❸ ☐　❹ ☐

8　
4 × 7 ＝ ❶ ☐
×　　｜
6 － 3 ＝ ❷ ☐
＝　　＝
❸ ☐　❹ ☐

40日
の答え ▶ 1 9、13、22　2 11、14、23　3 12、19、24
4 1、12　5 5、10、7、16　6 12、3、20
上→下、左→右の順

49

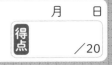
次の計算をしましょう。

1　$9 - 5 + 4 =$ 　　　　　11　$14 - 2 - 9 =$

2　$12 \div 6 =$ 　　　　　12　$40 \div 8 =$

3　$3 \times 7 =$ 　　　　　13　$12 + 5 + 8 =$

4　$15 - 6 =$ 　　　　　14　$10 + 0 - 9 =$

5　$22 - 6 - 4 =$ 　　　　　15　$54 \div 6 =$

6　$4 + 3 - 5 =$ 　　　　　16　$3 + 3 - 4 =$

7　$5 - 1 - 3 =$ 　　　　　17　$7 \times 8 =$

8　$9 \div 9 =$ 　　　　　18　$20 - 8 + 4 =$

9　$8 - 3 =$ 　　　　　19　$15 \div 5 =$

10　$16 \div 2 =$ 　　　　　20　$6 \div 2 =$

41日
の答え ▶ 1 9　2 7　3 4　4 20　5 2　6 6　7 15　8 22　9 2　10 2
11 5　12 8　13 14　14 10　15 4　16 19　17 8　18 12　19 24　20 9

50

44日 1つの穴あき計算

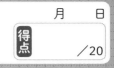

月　　日

得点　／20

□にあてはまる数を書きましょう。

1 $27 \div \boxed{} = 9$

2 $\boxed{} + 5 = 8$

3 $\boxed{} - 6 = 4$

4 $7 \times \boxed{} = 14$

5 $\boxed{} + 9 = 10$

6 $\boxed{} + 5 = 10$

7 $\boxed{} \times 7 = 42$

8 $\boxed{} - 9 = 10$

9 $12 \div \boxed{} = 3$

10 $5 + \boxed{} = 12$

11 $\boxed{} \div 1 = 6$

12 $9 \times \boxed{} = 36$

13 $\boxed{} + 4 = 11$

14 $6 + \boxed{} = 15$

15 $\boxed{} \div 2 = 6$

16 $\boxed{} \times 8 = 72$

17 $16 - \boxed{} = 9$

18 $5 + \boxed{} = 13$

19 $4 - \boxed{} = 3$

20 $\boxed{} \times 4 = 20$

42日の答え▶
1 ❶11 ❷1 ❸4 ❹8　2 ❶9 ❷16 ❸6 ❹40　3 ❶7 ❷11 ❸6 ❹4
4 ❶3 ❷3 ❸17 ❹2　5 ❶3 ❷7 ❸9 ❹4　6 ❶18 ❷10 ❸2 ❹6
7 ❶2 ❷12 ❸12 ❹2　8 ❶28 ❷3 ❸24 ❹4

51

①ご石全体の数→②白のご石の数→③黒のご石の数の順に計算しましょう。

1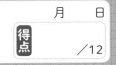

①ご石全体　＿＿＿ × ＿＿＿ ＝ (　　　) 個

②白のご石　＿＿＿ × ＿＿＿ ＝ (　　　) 個

③黒のご石　全体の数　　白の数
　　　　　(　　) － (　　) ＝ ☐ 個

2

①ご石全体　＿＿＿ × ＿＿＿ ＝ (　　　) 個

②白のご石　＿＿＿ × ＿＿＿ ＝ (　　　) 個

③黒のご石　全体の数　　白の数
　　　　　(　　) － (　　) ＝ ☐ 個

3

①ご石全体　＿＿＿ × ＿＿＿ ＝ (　　　) 個

②白のご石　＿＿＿ × ＿＿＿ ＝ (　　　) 個

③黒のご石　全体の数　　白の数
　　　　　(　　) － (　　) ＝ ☐ 個

4

①ご石全体　＿＿＿ × ＿＿＿ ＝ (　　　) 個

②白のご石　＿＿＿ × ＿＿＿ ＝ (　　　) 個

③黒のご石　全体の数　　白の数
　　　　　(　　) － (　　) ＝ ☐ 個

43日
の答え ▶ 1 8　2 2　3 21　4 9　5 12　6 2　7 1　8 1　9 5　10 8
11 3　12 5　13 25　14 1　15 9　16 2　17 56　18 16　19 3　20 3

52

2つの数の計算

次の計算をしましょう。

1　10 − 7 =

2　8 ÷ 4 =

3　14 − 9 =

4　7 − 4 =

5　18 ÷ 2 =

6　9 × 7 =

7　16 ÷ 4 =

8　3 ÷ 3 =

9　26 − 9 =

10　5 + 1 =

11　10 − 2 =

12　2 + 7 =

13　2 × 2 =

14　15 − 8 =

15　24 ÷ 3 =

16　9 × 4 =

17　6 + 9 =

18　5 × 3 =

19　13 + 3 =

20　8 − 2 =

線でつながった2マスには同じ数が入ります。マスに答えを書きましょう。

1　$4 - \boxed{} = 1$

$\boxed{} \times 3 = \boxed{}$

2　$3 + \boxed{} = 10$

$\boxed{} - 3 = \boxed{}$

3　$3 + \boxed{} = 11$

$\boxed{} - 7 = \boxed{}$

4　$10 - \boxed{} = 5$

$\boxed{} - 4 = \boxed{}$

5　$25 - \boxed{} = 7$

$\boxed{} + 2 = \boxed{}$

6　$8 - 2 = \boxed{}$

$4 \times \boxed{} = \boxed{}$

7　$12 + 6 = \boxed{}$

$22 - \boxed{} = \boxed{}$

8　$6 - 4 = \boxed{}$

$5 + \boxed{} = \boxed{}$

9　$2 + 2 = \boxed{}$

$4 \times \boxed{} = \boxed{}$

10　$9 - 6 = \boxed{}$

$12 \div \boxed{} = \boxed{}$

45日
の答え ▶ 1 ①$4 \times 5 = 20$ ②$3 \times 4 = 12$ ③$20 - 12 = 8$　2 ①$5 \times 5 = 25$
②$4 \times 4 = 16$ ③$25 - 16 = 9$　3 ①$6 \times 4 = 24$ ②$4 \times 3 = 12$
③$24 - 12 = 12$　4 ①$6 \times 5 = 30$ ②$4 \times 4 = 16$ ③$30 - 16 = 14$

□にあてはまる数を書きましょう。

1　□ ÷ 8 = 6

2　□ − 7 = 1

3　□ × 5 = 45

4　6 + □ = 15

5　□ − 5 = 2

6　12 ÷ □ = 6

7　□ − 9 = 3

8　9 + □ = 10

9　□ ÷ 3 = 8

10　□ + 6 = 13

11　4 × □ = 28

12　2 × □ = 4

13　13 − □ = 8

14　15 ÷ □ = 3

15　□ × 3 = 9

16　□ + 4 = 5

17　28 − □ = 25

18　3 × □ = 27

19　□ − 8 = 8

20　2 − □ = 1

46日
の答え ▶ 1 3　2 2　3 5　4 3　5 9　6 63　7 4　8 1　9 17　10 6
11 8　12 9　13 4　14 7　15 8　16 36　17 15　18 15　19 16　20 6

55

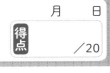
次の計算をしましょう。

1　$8 + 5 - 7 =$ ☐

2　$7 - 6 + 3 =$ ☐

3　$7 - 2 + 9 =$ ☐

4　$5 + 1 - 3 =$ ☐

5　$1 + 9 - 8 =$ ☐

6　$14 - 4 + 3 =$ ☐

7　$9 - 7 + 2 =$ ☐

8　$8 + 3 - 7 =$ ☐

9　$12 - 7 + 2 =$ ☐

10　$20 - 1 - 3 =$ ☐

11　$12 + 1 + 7 =$ ☐

12　$3 + 7 - 1 =$ ☐

13　$3 + 3 - 5 =$ ☐

14　$8 + 7 + 2 =$ ☐

15　$6 - 1 + 3 =$ ☐

16　$9 + 0 - 3 =$ ☐

17　$21 - 3 - 6 =$ ☐

18　$12 + 3 - 7 =$ ☐

19　$10 - 2 + 9 =$ ☐

20　$5 + 7 + 1 =$ ☐

47日の答え▶　1　3、9　2　7、4　3　8、1　4　5、1　5　18、20
6　6、24　7　18、4　8　2、7　9　4、16　10　3、4
上、下の順

56

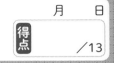
マスの数をエリアごとに計算して、マスの数の合計を出しましょう。

1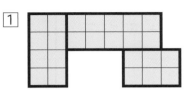

＿＿＿ × ＿＿＿ = (　　)個
　　　　　　　　　　 ＋
＿＿＿ × ＿＿＿ = (　　)個
　　　　　　　　　　 ＋
＿＿＿ × ＿＿＿ = (　　)個
　　　　　　　　　　 ＝
●マスの数の合計 [　　] 個

2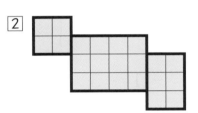

＿＿＿ × ＿＿＿ = (　　)個
　　　　　　　　　　 ＋
＿＿＿ × ＿＿＿ = (　　)個
　　　　　　　　　　 ＋
＿＿＿ × ＿＿＿ = (　　)個
　　　　　　　　　　 ＝
●マスの数の合計 [　　] 個

3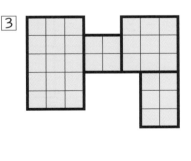

＿＿＿ × ＿＿＿ = (　　)個
　　　　　　　　　　 ＋
＿＿＿ × ＿＿＿ = (　　)個
　　　　　　　　　　 ＋
＿＿＿ × ＿＿＿ = (　　)個
　　　　　　　　　　 ＋
＿＿＿ × ＿＿＿ = (　　)個
　　　　　　　　　　 ＝
●マスの数の合計 [　　] 個

3つの式の答えが同じになるように、□にあてはまる数を書きましょう。

1　$14 - 3 =$ ❶□ $= 5 +$ ❷□ $=$ ❸□ $+ 8$

2　$5 + 4 =$ ❶□ $= 27 ÷$ ❷□ $=$ ❸□ $+ 1$

3　$9 ÷ 3 =$ ❶□ $= 7 -$ ❷□ $=$ ❸□ $+ 2$

4　$6 × 3 =$ ❶□ $= 13 +$ ❷□ $=$ ❸□ $× 2$

5　$6 + 4 =$ ❶□ $= 16 -$ ❷□ $=$ ❸□ $- 2$

6　$2 × 6 =$ ❶□ $= 15 -$ ❷□ $=$ ❸□ $× 3$

7　$3 × 5 =$ ❶□ $= 19 -$ ❷□ $=$ ❸□ $+ 9$

8　$15 - 8 =$ ❶□ $= 11 -$ ❷□ $=$ ❸□ $+ 6$

9　$5 + 2 =$ ❶□ $= 14 ÷$ ❷□ $=$ ❸□ $+ 4$

10　$18 ÷ 3 =$ ❶□ $= 12 ÷$ ❷□ $=$ ❸□ $× 2$

49日
の答え ▶ 1 6　2 4　3 14　4 3　5 2　6 13　7 4　8 4　9 7　10 16
11 20　12 9　13 1　14 17　15 8　16 6　17 12　18 8　19 17　20 13

次の計算をしましょう。

1　$9 - 4 + 5 =$ ☐

2　$8 - 3 - 2 =$ ☐

3　$10 - 4 + 1 =$ ☐

4　$21 + 9 - 9 =$ ☐

5　$9 - 6 + 3 =$ ☐

6　$13 - 7 - 4 =$ ☐

7　$7 + 9 - 5 =$ ☐

8　$9 - 1 - 3 =$ ☐

9　$10 - 5 - 2 =$ ☐

10　$8 + 1 - 3 =$ ☐

11　$5 + 9 - 1 =$ ☐

12　$8 + 8 - 4 =$ ☐

13　$2 + 4 + 7 =$ ☐

14　$14 - 2 + 8 =$ ☐

15　$9 + 6 - 8 =$ ☐

16　$14 - 7 - 3 =$ ☐

17　$8 + 0 + 8 =$ ☐

18　$16 + 5 + 1 =$ ☐

19　$5 + 1 - 4 =$ ☐

20　$11 - 3 - 5 =$ ☐

50日
の答え▶ 1 $4 \times 2 = 8$、$2 \times 5 = 10$、$2 \times 3 = 6$、24　2 $2 \times 2 = 4$、
$3 \times 4 = 12$、$3 \times 2 = 6$、22　3 $5 \times 3 = 15$、$2 \times 2 = 4$、
$3 \times 3 = 9$、$3 \times 2 = 6$、34

タテとヨコ、それぞれの計算式を解きましょう。

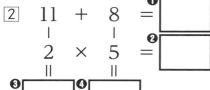

1

$$8 - 6 = \boxed{} ❶$$
$$+ \quad ×$$
$$9 ÷ 3 = \boxed{} ❷$$
$$= \quad =$$

❸ $\boxed{}$　❹ $\boxed{}$

5

$$6 × 8 = \boxed{} ❶$$
$$- \quad -$$
$$3 - 1 = \boxed{} ❷$$
$$= \quad =$$

❸ $\boxed{}$　❹ $\boxed{}$

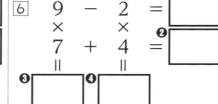

2

$$11 + 8 = \boxed{} ❶$$
$$- \quad -$$
$$2 × 5 = \boxed{} ❷$$
$$= \quad =$$

❸ $\boxed{}$　❹ $\boxed{}$

6

$$9 - 2 = \boxed{} ❶$$
$$× \quad ×$$
$$7 + 4 = \boxed{} ❷$$
$$= \quad =$$

❸ $\boxed{}$　❹ $\boxed{}$

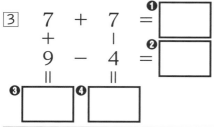

3

$$7 + 7 = \boxed{} ❶$$
$$+ \quad -$$
$$9 - 4 = \boxed{} ❷$$
$$= \quad =$$

❸ $\boxed{}$　❹ $\boxed{}$

7

$$17 - 3 = \boxed{} ❶$$
$$- \quad +$$
$$8 + 6 = \boxed{} ❷$$
$$= \quad =$$

❸ $\boxed{}$　❹ $\boxed{}$

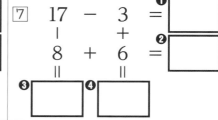

4

$$9 - 5 = \boxed{} ❶$$
$$+ \quad -$$
$$3 × 2 = \boxed{} ❷$$
$$= \quad =$$

❸ $\boxed{}$　❹ $\boxed{}$

8

$$18 - 7 = \boxed{} ❶$$
$$÷ \quad ×$$
$$6 × 2 = \boxed{} ❷$$
$$= \quad =$$

❸ $\boxed{}$　❹ $\boxed{}$

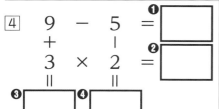

51日
の答え ▶ 1 ❶11 ❷6 ❸3　2 ❶19 ❷3 ❸8　3 ❶3 ❷4 ❸1　4 ❶18 ❷5
❸9　5 ❶10 ❷6 ❸12　6 ❶12 ❷3 ❹4　7 ❶15 ❷4 ❸6
8 ❶7 ❷4 ❸1　9 ❶7 ❷2 ❸3　10 ❶6 ❷2 ❸3

2つの数の計算

次の計算をしましょう。

1　$28 \div 4 =$

2　$4 \times 3 =$

3　$6 + 7 =$

4　$7 - 5 =$

5　$36 \div 4 =$

6　$8 + 5 =$

7　$12 + 9 =$

8　$8 \times 4 =$

9　$13 + 6 =$

10　$11 - 6 =$

11　$8 - 4 =$

12　$6 \times 4 =$

13　$15 - 1 =$

14　$20 \div 5 =$

15　$5 \times 6 =$

16　$2 + 8 =$

17　$3 \times 5 =$

18　$4 \div 2 =$

19　$16 - 7 =$

20　$27 \div 9 =$

52日
の答え ▶ 1 10　2 3　3 7　4 21　5 6　6 2　7 11　8 5　9 3　10 6
11 13　12 12　13 13　14 20　15 7　16 4　17 16　18 22　19 2　20 3

61

55日 ツリーたし算

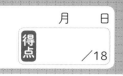

月　日

得点　／18

線でつながったマスどうしをたし算して、□に答えを書きましょう。

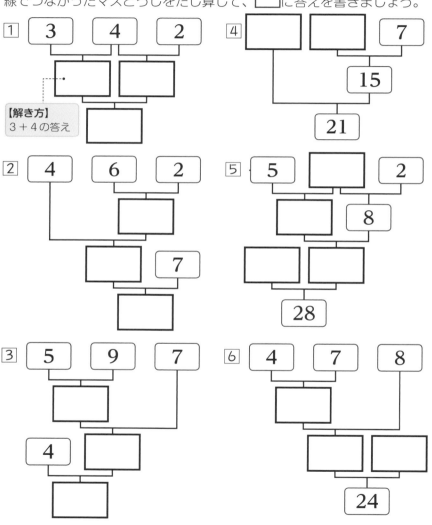

1　3　4　2
　【解き方】
　3＋4の答え

2　4　6　2
　　　　　7

3　5　9　7
　　4

4　　　7
　　15
　21

5　5　　2
　　　8
　28

6　4　7　8
　　24

53日
の答え ▶

1 ❶2 ❷3 ❸17 ❹18　2 ❶19 ❷10 ❸9 ❹3　3 ❶14 ❷5 ❸16
❹3　4 ❶4 ❷6 ❸12 ❹3　5 ❶48 ❷2 ❸3 ❹7　6 ❶7 ❷11
❸63 ❹8　7 ❶14 ❷14 ❸9 ❹9　8 ❶11 ❷12 ❸3 ❹14

62

3つの式の答えが同じになるように、□にあてはまる数を書きましょう。

1　$1 + 5 =$ ❶ □ $= 13 -$ ❷ □ $=$ ❸ □ $+ 4$

2　$20 ÷ 4 =$ ❶ □ $= 8 -$ ❷ □ $=$ ❸ □ $+ 1$

3　$8 × 2 =$ ❶ □ $= 20 -$ ❷ □ $=$ ❸ □ $× 4$

4　$2 × 3 =$ ❶ □ $= 12 ÷$ ❷ □ $=$ ❸ □ $- 3$

5　$11 - 4 =$ ❶ □ $= 14 -$ ❷ □ $=$ ❸ □ $+ 2$

6　$7 + 2 =$ ❶ □ $= 18 ÷$ ❷ □ $=$ ❸ □ $+ 5$

7　$8 + 5 =$ ❶ □ $= 19 -$ ❷ □ $=$ ❸ □ $+ 9$

8　$3 × 4 =$ ❶ □ $= 18 -$ ❷ □ $=$ ❸ □ $+ 7$

9　$24 ÷ 4 =$ ❶ □ $= 12 -$ ❷ □ $=$ ❸ □ $+ 2$

10　$6 + 9 =$ ❶ □ $= 3 ×$ ❷ □ $=$ ❸ □ $+ 8$

54日
の答え　① 7　② 12　③ 13　④ 2　⑤ 9　⑥ 13　⑦ 21　⑧ 32　⑨ 19　⑩ 5
⑪ 4　⑫ 24　⑬ 14　⑭ 4　⑮ 30　⑯ 10　⑰ 15　⑱ 2　⑲ 9　⑳ 3

63

タテとヨコ、それぞれの計算式を解きましょう。

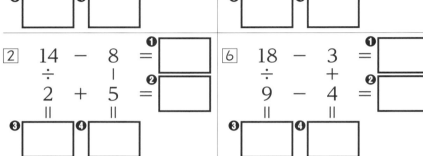

1　3　−　2　=　❶ ☐
　　×　　　+
　　4　+　6　=　❷ ☐
　　‖　　　‖
❸ ☐　❹ ☐

5　7　+　9　=　❶ ☐
　　+　　　−
　　4　−　2　=　❷ ☐
　　‖　　　‖
❸ ☐　❹ ☐

2　14　−　8　=　❶ ☐
　　÷　　　−
　　2　+　5　=　❷ ☐
　　‖　　　‖
❸ ☐　❹ ☐

6　18　−　3　=　❶ ☐
　　÷　　　+
　　9　−　4　=　❷ ☐
　　‖　　　‖
❸ ☐　❹ ☐

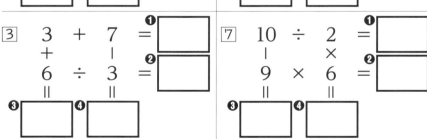

3　3　+　7　=　❶ ☐
　　+　　　−
　　6　÷　3　=　❷ ☐
　　‖　　　‖
❸ ☐　❹ ☐

7　10　÷　2　=　❶ ☐
　　−　　　×
　　9　×　6　=　❷ ☐
　　‖　　　‖
❸ ☐　❹ ☐

4　15　−　9　=　❶ ☐
　　÷　　　+
　　5　−　2　=　❷ ☐
　　‖　　　‖
❸ ☐　❹ ☐

8　14　−　9　=　❶ ☐
　　+　　　×
　　7　−　5　=　❷ ☐
　　‖　　　‖
❸ ☐　❹ ☐

55日
の答え▶　1 7、6、13　2 8、12、19　3 14、21、25
4 6、8　5 6、11、9、19　6 11、19、5
上→下、左→右の順

2つの数と3つの数の計算

月　日

得点　／20

次の計算をしましょう。

1　$16 \div 8 =$ ☐

2　$8 - 7 + 1 =$ ☐

3　$2 + 6 + 2 =$ ☐

4　$7 - 6 =$ ☐

5　$3 \times 2 =$ ☐

6　$29 - 4 - 3 =$ ☐

7　$12 - 4 =$ ☐

8　$4 \times 7 =$ ☐

9　$7 - 5 + 6 =$ ☐

10　$11 + 2 =$ ☐

11　$1 + 3 + 6 =$ ☐

12　$12 \div 3 =$ ☐

13　$3 \times 6 =$ ☐

14　$2 + 7 + 6 =$ ☐

15　$14 - 7 - 5 =$ ☐

16　$27 \div 9 =$ ☐

17　$4 + 4 =$ ☐

18　$19 + 9 - 2 =$ ☐

19　$4 + 6 + 3 =$ ☐

20　$8 \times 5 =$ ☐

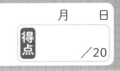

□にあてはまる数を書きましょう。

1　□ − 9 = 10

2　6 − □ = 3

3　□ − 5 = 7

4　□ ÷ 4 = 5

5　□ + 2 = 6

6　□ ÷ 2 = 7

7　10 − □ = 2

8　□ ÷ 9 = 2

9　5 × □ = 35

10　16 ÷ □ = 4

11　4 − □ = 3

12　19 + □ = 24

13　□ ÷ 5 = 3

14　6 × □ = 24

15　□ ÷ 2 = 2

16　□ × 4 = 8

17　□ − 5 = 3

18　12 + □ = 21

19　1 + □ = 7

20　5 + □ = 10

57日
の答え ▶
1 ①1 ②10 ③12 ④8　2 ①6 ②7 ③7 ④3　3 ①10 ②2 ③9 ④4
4 ①6 ②3 ③3 ④11　5 ①16 ②2 ③11 ④7　6 ①15 ②5 ③2 ④7
7 ①5 ②54 ③1 ④12　8 ①5 ②2 ③21 ④45

①ご石全体の数→②白のご石の数→③黒のご石の数の順に計算しましょう。

1
①ご石全体　＿＿＿ × ＿＿＿ = （　　　）個

②白のご石　＿＿＿ × ＿＿＿ = （　　　）個

③黒のご石　　全体の数　　白の数
（　　　）－（　　　）= ☐ 個

2
①ご石全体　＿＿＿ × ＿＿＿ = （　　　）個

②白のご石　＿＿＿ × ＿＿＿ = （　　　）個

③黒のご石　　全体の数　　白の数
（　　　）－（　　　）= ☐ 個

3
①ご石全体　＿＿＿ × ＿＿＿ = （　　　）個

②白のご石　＿＿＿ × ＿＿＿ = （　　　）個

③黒のご石　　全体の数　　白の数
（　　　）－（　　　）= ☐ 個

4
①ご石全体　＿＿＿ × ＿＿＿ = （　　　）個

②白のご石　＿＿＿ × ＿＿＿ = （　　　）個

③黒のご石　　全体の数　　白の数
（　　　）－（　　　）= ☐ 個

58日
の答え

1 2　2 2　3 10　4 1　5 6　6 22　7 8　8 28　9 8　10 13
11 10　12 4　13 18　14 15　15 2　16 3　17 8　18 26　19 13　20 40

線でつながった2マスには同じ数が入ります。マスに答えを書きましょう。

1　$6 + \boxed{} = 10$

$\boxed{} - 1 = \bigcirc$

2　$9 - \boxed{} = 3$

$\boxed{} \div 2 = \bigcirc$

3　$17 + \boxed{} = 24$

$\boxed{} - 7 = \bigcirc$

4　$1 + \boxed{} = 3$

$\boxed{} \times 3 = \bigcirc$

5　$5 + \boxed{} = 21$

$\boxed{} + 2 = \bigcirc$

6　$11 - 9 = \boxed{}$

$9 \times \boxed{} = \bigcirc$

7　$8 + 1 = \boxed{}$

$27 \div \boxed{} = \bigcirc$

8　$2 + 5 = \boxed{}$

$9 - \boxed{} = \bigcirc$

9　$4 + 3 = \boxed{}$

$3 \times \boxed{} = \bigcirc$

10　$1 + 5 = \boxed{}$

$30 \div \boxed{} = \bigcirc$

次の計算をしましょう。

① $7 - 4 + 8 =$ ☐

② $24 - 2 - 1 =$ ☐

③ $7 + 6 - 3 =$ ☐

④ $8 + 5 + 1 =$ ☐

⑤ $1 + 5 - 2 =$ ☐

⑥ $8 + 8 - 2 =$ ☐

⑦ $9 - 8 + 4 =$ ☐

⑧ $2 + 1 - 3 =$ ☐

⑨ $12 + 4 - 8 =$ ☐

⑩ $3 - 1 + 6 =$ ☐

⑪ $10 - 1 - 3 =$ ☐

⑫ $14 + 4 + 2 =$ ☐

⑬ $7 + 9 - 7 =$ ☐

⑭ $8 - 2 - 2 =$ ☐

⑮ $13 + 1 + 8 =$ ☐

⑯ $8 - 3 - 2 =$ ☐

⑰ $1 + 2 + 6 =$ ☐

⑱ $16 - 1 + 8 =$ ☐

⑲ $9 - 8 + 0 =$ ☐

⑳ $5 - 2 - 2 =$ ☐

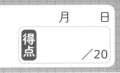

月　　日

得点　／20

□にあてはまる数を書きましょう。

1　□ − 3 = 7

2　48 ÷ □ = 6

3　9 − □ = 5

4　□ − 6 = 1

5　5 × □ = 10

6　8 × □ = 24

7　7 × □ = 14

8　□ ÷ 7 = 4

9　□ + 1 = 5

10　□ ÷ 9 = 2

11　□ − 9 = 2

12　16 ÷ □ = 4

13　□ + 5 = 7

14　3 × □ = 9

15　9 − □ = 7

16　□ × 7 = 42

17　7 + □ = 11

18　□ + 2 = 3

19　□ × 5 = 40

20　3 × □ = 18

61日
の答え▶ 1　4、3　2　6、3　3　7、0　4　2、6　5　16、18
6　2、18　7　9、3　8　7、2　9　7、21　10　6、5
上、下の順

70

次の計算をしましょう。

1　$32 \div 8 =$

2　$12 \div 6 =$

3　$16 - 8 =$

4　$1 + 1 =$

5　$13 - 9 =$

6　$10 + 1 =$

7　$6 + 6 =$

8　$24 \div 6 =$

9　$8 - 6 =$

10　$11 - 3 =$

11　$4 + 4 =$

12　$8 \times 7 =$

13　$2 + 3 =$

14　$9 \times 9 =$

15　$5 + 5 =$

16　$17 - 9 =$

17　$1 + 3 =$

18　$10 - 2 =$

19　$36 \div 6 =$

20　$9 - 8 =$

62日の答え ▶ 1 11　2 21　3 10　4 14　5 4　6 14　7 5　8 0　9 8　10 8
11 6　12 20　13 9　14 4　15 22　16 3　17 9　18 23　19 1　20 1

71

マスの数をエリアごとに計算して、マスの数の合計を出しましょう。

1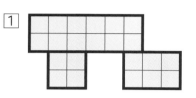

_____ × _____ = (　　　) 個
　　　　　　　　　　＋
_____ × _____ = (　　　) 個
　　　　　　　　　　＋
_____ × _____ = (　　　) 個
　　　　　　　　　＝
●マスの数の合計 □ 個

2

_____ × _____ = (　　　) 個
　　　　　　　　　　＋
_____ × _____ = (　　　) 個
　　　　　　　　　　＋
_____ × _____ = (　　　) 個
　　　　　　　　　＝
●マスの数の合計 □ 個

3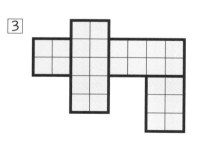

_____ × _____ = (　　　) 個
　　　　　　　　　　＋
_____ × _____ = (　　　) 個
　　　　　　　　　　＋
_____ × _____ = (　　　) 個
　　　　　　　　　　＋
_____ × _____ = (　　　) 個
　　　　　　　　　＝
●マスの数の合計 □ 個

タテとヨコ、それぞれの計算式を解きましょう。

$\boxed{1}$
$$6 + 1 = \boxed{①}$$
$$\times \quad\quad + \quad\quad \boxed{②}$$
$$5 - 3 = $$
$$= \quad\quad\quad = $$
$③\ \boxed{}\quad ④\ \boxed{}$

$\boxed{5}$
$$9 \div 3 = \boxed{①}$$
$$\times \quad\quad + \quad\quad \boxed{②}$$
$$2 \times 7 = $$
$$= \quad\quad\quad = $$
$③\ \boxed{}\quad ④\ \boxed{}$

$\boxed{2}$
$$9 - 4 = \boxed{①}$$
$$+ \quad\quad \times \quad\quad \boxed{②}$$
$$2 + 7 = $$
$$= \quad\quad\quad = $$
$③\ \boxed{}\quad ④\ \boxed{}$

$\boxed{6}$
$$12 - 8 = \boxed{①}$$
$$+ \quad\quad \div \quad\quad \boxed{②}$$
$$6 \times 4 = $$
$$= \quad\quad\quad = $$
$③\ \boxed{}\quad ④\ \boxed{}$

$\boxed{3}$
$$8 + 3 = \boxed{①}$$
$$\div \quad\quad \times \quad\quad \boxed{②}$$
$$2 + 4 = $$
$$= \quad\quad\quad = $$
$③\ \boxed{}\quad ④\ \boxed{}$

$\boxed{7}$
$$14 \div 7 = \boxed{①}$$
$$- \quad\quad + \quad\quad \boxed{②}$$
$$8 - 4 = $$
$$= \quad\quad\quad = $$
$③\ \boxed{}\quad ④\ \boxed{}$

$\boxed{4}$
$$11 - 9 = \boxed{①}$$
$$- \quad\quad + \quad\quad \boxed{②}$$
$$6 - 3 = $$
$$= \quad\quad\quad = $$
$③\ \boxed{}\quad ④\ \boxed{}$

$\boxed{8}$
$$10 - 2 = \boxed{①}$$
$$+ \quad\quad + \quad\quad \boxed{②}$$
$$3 \times 5 = $$
$$= \quad\quad\quad = $$
$③\ \boxed{}\quad ④\ \boxed{}$

64日
の答え ▶ ① 4 ② 2 ③ 8 ④ 2 ⑤ 4 ⑥ 11 ⑦ 12 ⑧ 4 ⑨ 2 ⑩ 8
⑪ 8 ⑫ 56 ⑬ 5 ⑭ 81 ⑮ 10 ⑯ 8 ⑰ 4 ⑱ 8 ⑲ 6 ⑳ 1

次の計算をしましょう。

1 $16 + 3 =$ ☐

2 $8 + 2 - 4 =$ ☐

3 $3 \times 8 =$ ☐

4 $14 - 5 - 5 =$ ☐

5 $22 - 7 + 9 =$ ☐

6 $10 \div 5 =$ ☐

7 $1 + 5 - 1 =$ ☐

8 $8 - 4 - 3 =$ ☐

9 $12 - 9 =$ ☐

10 $24 \div 4 =$ ☐

11 $6 \times 5 =$ ☐

12 $9 - 8 =$ ☐

13 $11 + 5 + 2 =$ ☐

14 $15 - 7 - 5 =$ ☐

15 $8 + 4 =$ ☐

16 $7 \times 4 =$ ☐

17 $5 + 3 =$ ☐

18 $15 - 3 + 8 =$ ☐

19 $9 - 4 - 2 =$ ☐

20 $16 \div 4 =$ ☐

65日
の答え ▶ 1 $2 \times 6 = 12$、$2 \times 2 = 4$、$2 \times 3 = 6$、22　2 $5 \times 2 = 10$、$2 \times 2 = 4$、$2 \times 4 = 8$、22　3 $2 \times 2 = 4$、$5 \times 2 = 10$、$2 \times 4 = 8$、$3 \times 2 = 6$、28

74

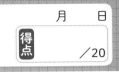
□にあてはまる数を書きましょう。

1　□ − 9 = 1

2　□ × 6 = 18

3　11 − □ = 3

4　9 − □ = 3

5　12 + □ = 19

6　□ × 5 = 35

7　□ × 4 = 12

8　□ ÷ 8 = 2

9　9 × □ = 72

10　□ − 1 = 11

11　7 × □ = 49

12　□ + 3 = 9

13　□ + 6 = 11

14　13 − □ = 9

15　9 × □ = 63

16　6 + □ = 7

17　□ + 9 = 18

18　54 ÷ □ = 9

19　9 ÷ □ = 1

20　□ − 2 = 2

66日
の答え ▶ ①❶7 ❷2 ❸30 ❹4　②❶5 ❷9 ❸11 ❹28　③❶11 ❷6 ❸4
❹12　④❶2 ❷3 ❸5 ❹12　⑤❶3 ❷14 ❸18 ❹10　⑥❶4 ❷24
❸18 ❹2　⑦❶2 ❷4 ❸6 ❹11　⑧❶8 ❷15 ❸13 ❹7

75

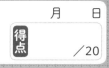
次の計算をしましょう。

1　$4 + 8 - 3 =$ 　　　　　11　$2 + 4 - 2 =$

2　$10 - 1 + 7 =$ 　　　　12　$11 + 0 + 2 =$

3　$22 + 1 - 8 =$ 　　　　13　$3 + 2 - 1 =$

4　$6 + 6 - 4 =$ 　　　　　14　$18 + 2 - 4 =$

5　$11 + 4 + 7 =$ 　　　　15　$1 + 9 + 3 =$

6　$13 - 9 + 2 =$ 　　　　16　$6 - 5 + 8 =$

7　$9 - 5 - 3 =$ 　　　　　17　$15 + 1 - 9 =$

8　$8 - 5 + 4 =$ 　　　　　18　$3 - 1 + 2 =$

9　$7 - 7 + 7 =$ 　　　　　19　$19 + 6 - 3 =$

10　$3 + 5 - 7 =$ 　　　　20　$12 - 7 - 3 =$

線でつながったマスどうしをたし算して、□に答えを書きましょう。

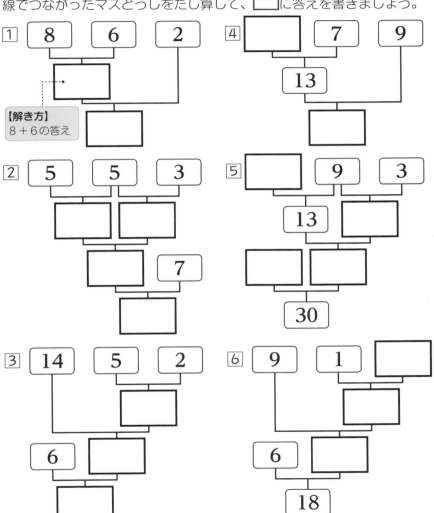

① 8　6　2

【解き方】
8＋6の答え

④ □　7　9
13

② 5　5　3
7

⑤ □　9　3
13
30

③ 14　5　2
6

⑥ 9　1　□
6
18

71日 1つの穴あき計算

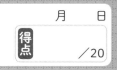

月　日

得点　　／20

□にあてはまる数を書きましょう。

1　□ + 6 = 9

2　□ ÷ 4 = 6

3　□ + 9 = 11

4　9 × □ = 63

5　13 − □ = 7

6　1 + □ = 7

7　□ × 4 = 32

8　19 + □ = 23

9　5 × □ = 45

10　□ × 4 = 8

11　□ − 4 = 22

12　12 − □ = 6

13　5 + □ = 8

14　□ × 5 = 15

15　□ ÷ 4 = 1

16　1 − □ = 0

17　16 ÷ □ = 8

18　□ × 9 = 81

19　4 + □ = 9

20　□ + 9 = 17

69日
の答え ▶ 1 9　2 16　3 15　4 8　5 22　6 6　7 1　8 7　9 7　10 1
11 4　12 13　13 4　14 16　15 13　16 9　17 7　18 4　19 22　20 2

78

次の計算をしましょう。

1　10 − 8 − 1 ＝ ☐　　11　7 − 2 − 1 ＝ ☐

2　8 − 7 + 8 ＝ ☐　　12　13 − 9 + 1 ＝ ☐

3　4 + 2 − 5 ＝ ☐　　13　3 + 1 + 8 ＝ ☐

4　12 − 6 − 5 ＝ ☐　　14　11 − 4 − 5 ＝ ☐

5　16 + 0 + 5 ＝ ☐　　15　1 + 4 + 2 ＝ ☐

6　9 − 6 + 2 ＝ ☐　　16　16 − 7 − 6 ＝ ☐

7　26 − 5 − 8 ＝ ☐　　17　6 − 1 − 3 ＝ ☐

8　5 + 3 − 8 ＝ ☐　　18　12 + 2 + 7 ＝ ☐

9　9 + 1 − 4 ＝ ☐　　19　3 + 8 + 5 ＝ ☐

10　1 + 8 + 2 ＝ ☐　　20　8 − 7 + 4 ＝ ☐

リレー計算

線でつながった2マスには同じ数が入ります。マスに答えを書きましょう。

1　$11 + \boxed{} = 18$

　　$28 \div \boxed{} = \bigcirc$

2　$8 - \boxed{} = 6$

　　$4 \times \boxed{} = \bigcirc$

3　$12 - \boxed{} = 10$

　　$8 \times \boxed{} = \bigcirc$

4　$8 + \boxed{} = 21$

　　$17 - \boxed{} = \bigcirc$

5　$26 - \boxed{} = 21$

　　$3 \times \boxed{} = \bigcirc$

6　$11 - 9 = \boxed{}$

　　$\boxed{} \times 6 = \bigcirc$

7　$5 + 9 = \boxed{}$

　　$\boxed{} \div 2 = \bigcirc$

8　$7 - 5 = \boxed{}$

　　$\boxed{} + 2 = \bigcirc$

9　$18 + 9 = \boxed{}$

　　$\boxed{} \div 3 = \bigcirc$

10　$5 + 5 = \boxed{}$

　　$\boxed{} - 9 = \bigcirc$

71日
の答え ▶ 1 3　2 24　3 2　4 7　5 6　6 6　7 8　8 4　9 9　10 2
11 26　12 6　13 3　14 3　15 4　16 1　17 2　18 9　19 5　20 8

次の計算をしましょう。

1　$24 + 3 - 2 =$ ☐

2　$6 \times 3 =$ ☐

3　$9 \div 3 =$ ☐

4　$2 \times 2 =$ ☐

5　$10 - 7 + 6 =$ ☐

6　$3 + 3 + 2 =$ ☐

7　$6 + 9 + 3 =$ ☐

8　$72 \div 9 =$ ☐

9　$8 - 5 =$ ☐

10　$4 - 2 + 5 =$ ☐

11　$9 \times 6 =$ ☐

12　$7 + 5 - 4 =$ ☐

13　$15 - 5 + 3 =$ ☐

14　$18 - 2 + 9 =$ ☐

15　$8 \div 4 =$ ☐

16　$5 \times 5 =$ ☐

17　$15 \div 3 =$ ☐

18　$8 - 1 =$ ☐

19　$5 + 1 - 4 =$ ☐

20　$18 - 8 - 4 =$ ☐

72日
の答え ▶ 1 1　2 9　3 1　4 1　5 21　6 5　7 13　8 0　9 6　10 11
11 4　12 5　13 12　14 2　15 7　16 3　17 2　18 21　19 16　20 5

81

①ご石全体の数→②白のご石の数→③黒のご石の数の順に計算しましょう。

1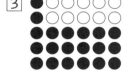

①ご石全体　_____ × _____ = (　　　) 個

②白のご石　_____ × _____ = (　　　) 個

③黒のご石　全体の数　白の数
(　　) − (　　) = □ 個

2

①ご石全体　_____ × _____ = (　　　) 個

②白のご石　_____ × _____ = (　　　) 個

③黒のご石　全体の数　白の数
(　　) − (　　) = □ 個

3

①ご石全体　_____ × _____ = (　　　) 個

②白のご石　_____ × _____ = (　　　) 個

③黒のご石　全体の数　白の数
(　　) − (　　) = □ 個

4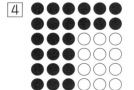

①ご石全体　_____ × _____ = (　　　) 個

②白のご石　_____ × _____ = (　　　) 個

③黒のご石　全体の数　白の数
(　　) − (　　) = □ 個

76日 1つの穴あき計算

□にあてはまる数を書きましょう。

1　$7 \times \boxed{} = 56$

2　$9 + \boxed{} = 14$

3　$5 \times \boxed{} = 35$

4　$\boxed{} \div 5 = 5$

5　$27 - \boxed{} = 9$

6　$\boxed{} - 8 = 2$

7　$\boxed{} \div 2 = 4$

8　$\boxed{} + 7 = 14$

9　$32 \div \boxed{} = 8$

10　$2 + \boxed{} = 11$

11　$\boxed{} + 2 = 6$

12　$16 - \boxed{} = 8$

13　$\boxed{} + 4 = 7$

14　$\boxed{} - 7 = 3$

15　$\boxed{} \div 3 = 3$

16　$\boxed{} - 1 = 1$

17　$24 \div \boxed{} = 6$

18　$\boxed{} + 4 = 9$

19　$13 + \boxed{} = 21$

20　$1 + \boxed{} = 4$

74日
の答え ▶ 1 25　2 18　3 3　4 4　5 9　6 8　7 18　8 8　9 3　10 7
11 54　12 8　13 13　14 25　15 2　16 25　17 5　18 7　19 2　20 6

83

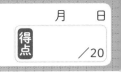
線でつながった2マスには同じ数が入ります。マスに答えを書きましょう。

1　$8 - \boxed{} = 5$

$4 - \boxed{} = \boxed{}$

6　$5 + 4 = \boxed{}$

$2 \times \boxed{} = \boxed{}$

2　$14 + \boxed{} = 22$

$24 \div \boxed{} = \boxed{}$

7　$4 + 4 = \boxed{}$

$13 - \boxed{} = \boxed{}$

3　$9 - \boxed{} = 6$

$5 \times \boxed{} = \boxed{}$

8　$7 - 1 = \boxed{}$

$18 + \boxed{} = \boxed{}$

4　$7 + \boxed{} = 10$

$7 - \boxed{} = \boxed{}$

9　$8 + 1 = \boxed{}$

$27 \div \boxed{} = \boxed{}$

5　$12 + \boxed{} = 16$

$16 \div \boxed{} = \boxed{}$

10　$8 - 4 = \boxed{}$

$28 \div \boxed{} = \boxed{}$

84

次の計算をしましょう。

1　3 + 7 − 9 =

11　5 − 3 + 5 =

2　25 − 4 − 6 =

12　3 − 1 + 1 =

3　3 + 7 − 6 =

13　8 + 4 − 7 =

4　10 − 2 − 5 =

14　1 + 9 + 5 =

5　9 + 7 + 3 =

15　26 + 1 − 5 =

6　5 + 0 − 4 =

16　2 + 8 − 3 =

7　14 + 1 + 2 =

17　11 − 3 − 4 =

8　2 + 2 − 3 =

18　7 − 6 + 1 =

9　6 − 1 − 1 =

19　9 + 2 − 8 =

10　16 − 2 − 4 =

20　23 − 5 − 3 =

76日の答え ▶ 1 8　2 5　3 7　4 25　5 18　6 10　7 8　8 7　9 4　10 9
11 4　12 8　13 3　14 10　15 9　16 2　17 4　18 5　19 8　20 3

3つの式の答えが同じになるように、□にあてはまる数を書きましょう。

1　$3 \times 4 =$ ❶□ $= 2 \times$ ❷□ $=$ ❸□ $+ 5$

2　$13 - 6 =$ ❶□ $= 1 +$ ❷□ $=$ ❸□ $+ 4$

3　$14 - 9 =$ ❶□ $= 8 -$ ❷□ $=$ ❸□ $+ 3$

4　$24 \div 6 =$ ❶□ $= 11 -$ ❷□ $=$ ❸□ $+ 2$

5　$7 - 6 =$ ❶□ $= 9 \div$ ❷□ $=$ ❸□ $- 4$

6　$3 \times 3 =$ ❶□ $= 12 -$ ❷□ $=$ ❸□ $+ 6$

7　$6 \div 2 =$ ❶□ $= 9 \div$ ❷□ $=$ ❸□ $- 3$

8　$3 \times 7 =$ ❶□ $= 13 +$ ❷□ $=$ ❸□ $+ 12$

9　$3 + 5 =$ ❶□ $= 16 \div$ ❷□ $=$ ❸□ $\times 4$

10　$14 - 2 =$ ❶□ $= 17 -$ ❷□ $=$ ❸□ $+ 8$

マスの数をエリアごとに計算して、マスの数の合計を出しましょう。

1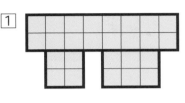

_____ × _____ = (　　) 個
　　　　　　　　　　＋
_____ × _____ = (　　) 個
　　　　　　　　　　＋
_____ × _____ = (　　) 個
　　　　　　　　　　‖
●マスの数の合計 [　　　] 個

2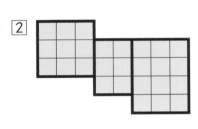

_____ × _____ = (　　) 個
　　　　　　　　　　＋
_____ × _____ = (　　) 個
　　　　　　　　　　＋
_____ × _____ = (　　) 個
　　　　　　　　　　‖
●マスの数の合計 [　　　] 個

3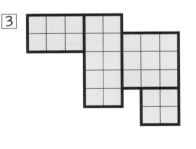

_____ × _____ = (　　) 個
　　　　　　　　　　＋
_____ × _____ = (　　) 個
　　　　　　　　　　＋
_____ × _____ = (　　) 個
　　　　　　　　　　＋
_____ × _____ = (　　) 個
　　　　　　　　　　‖
●マスの数の合計 [　　　] 個

2つの数の計算

次の計算をしましょう。

1　$27 - 3 =$

2　$12 ÷ 2 =$

3　$8 × 8 =$

4　$9 × 3 =$

5　$1 + 8 =$

6　$14 - 2 =$

7　$2 + 5 =$

8　$12 - 6 =$

9　$9 - 5 =$

10　$2 × 1 =$

11　$1 × 6 =$

12　$8 × 4 =$

13　$10 - 4 =$

14　$8 + 2 =$

15　$7 × 6 =$

16　$16 + 4 =$

17　$5 - 3 =$

18　$23 - 5 =$

19　$35 ÷ 7 =$

20　$4 - 3 =$

79日
の答え ▶ 1 ❶12 ❷6 ❸7　2 ❶7 ❷6 ❸3　3 ❶5 ❷3 ❸2　4 ❶4 ❷7
❸2　5 ❶1 ❷9 ❸5　6 ❶9 ❷3 ❸3　7 ❶3 ❷3 ❸6
8 ❶21 ❷8 ❸9　9 ❶8 ❷2 ❸2　10 ❶12 ❷5 ❸4

タテとヨコ、それぞれの計算式を解きましょう。

1　11 － 5 ＝ ❶□
　　｜　　｜
　　3 ＋ 4 ＝ ❷□
　　‖　　‖
❸□　❹□

5　12 － 9 ＝ ❶□
　　÷　　×
　　6 － 5 ＝ ❷□
　　‖　　‖
❸□　❹□

2　16 ＋ 3 ＝ ❶□
　　÷　　＋
　　4 ÷ 2 ＝ ❷□
　　‖　　‖
❸□　❹□

6　8 － 8 ＝ ❶□
　　×　　＋
　　6 ＋ 5 ＝ ❷□
　　‖　　‖
❸□　❹□

3　5 × 3 ＝ ❶□
　　×　　×
　　4 － 2 ＝ ❷□
　　‖　　‖
❸□　❹□

7　8 × 3 ＝ ❶□
　　÷　　｜
　　2 ＋ 2 ＝ ❷□
　　‖　　‖
❸□　❹□

4　13 － 7 ＝ ❶□
　　＋　　｜
　　6 － 2 ＝ ❷□
　　‖　　‖
❸□　❹□

8　18 － 7 ＝ ❶□
　　｜　　×
　　9 ＋ 5 ＝ ❷□
　　‖　　‖
❸□　❹□

80日の答え ▶ 1 2×8＝16、2×2＝4、2×3＝6、26　2 3×3＝9、3×2＝6、4×3＝12、27　3 2×3＝6、5×2＝10、3×3＝9、2×2＝4、29

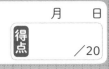
次の計算をしましょう。

1　3 − 1 − 1 =

11　9 − 8 + 7 =

2　1 + 1 + 7 =

12　18 + 8 − 5 =

3　8 + 3 + 6 =

13　2 + 9 − 4 =

4　21 + 2 + 5 =

14　7 + 6 − 8 =

5　5 − 4 + 1 =

15　16 − 1 − 7 =

6　11 − 6 − 3 =

16　2 + 5 + 2 =

7　14 + 8 + 6 =

17　7 + 6 + 6 =

8　8 − 3 − 2 =

18　3 + 8 − 5 =

9　2 + 5 + 9 =

19　10 − 8 + 4 =

10　5 + 8 − 6 =

20　12 − 1 − 8 =

□にあてはまる数を書きましょう。

1　$18 \div \boxed{} = 3$

2　$6 \div \boxed{} = 2$

3　$4 - \boxed{} = 1$

4　$\boxed{} - 9 = 2$

5　$\boxed{} \div 4 = 7$

6　$4 + \boxed{} = 8$

7　$2 \times \boxed{} = 14$

8　$\boxed{} - 7 = 6$

9　$21 - \boxed{} = 3$

10　$8 \times \boxed{} = 16$

11　$\boxed{} \times 8 = 72$

12　$7 - \boxed{} = 4$

13　$\boxed{} + 3 = 8$

14　$\boxed{} + 3 = 16$

15　$\boxed{} \div 9 = 6$

16　$4 + \boxed{} = 23$

17　$\boxed{} - 4 = 2$

18　$\boxed{} \div 5 = 3$

19　$10 - \boxed{} = 4$

20　$27 \div \boxed{} = 9$

線でつながったマスどうしをたし算して、□に答えを書きましょう。

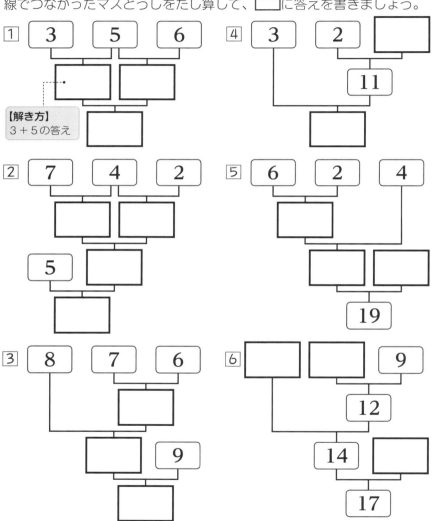

① 3　5　6

【解き方】
3＋5の答え

② 7　4　2

5

③ 8　7　6

9

④ 3　2　□

11

⑤ 6　2　4

19

⑥ □　□　9

12

14

17

次の計算をしましょう。

1　$9 + 9 - 2 =$

11　$36 \div 6 =$

2　$17 + 2 + 6 =$

12　$28 - 7 + 4 =$

3　$6 + 1 =$

13　$7 + 5 - 9 =$

4　$9 - 1 =$

14　$11 - 8 + 3 =$

5　$10 - 2 - 5 =$

15　$32 \div 8 =$

6　$3 - 2 =$

16　$3 + 8 + 1 =$

7　$28 \div 7 =$

17　$12 + 3 - 7 =$

8　$11 + 5 - 5 =$

18　$48 \div 6 =$

9　$14 + 4 + 3 =$

19　$4 + 4 =$

10　$8 + 9 =$

20　$7 \times 7 =$

84日
の答え　1 6　2 3　3 3　4 11　5 28　6 4　7 7　8 13　9 18　10 2
11 9　12 3　13 5　14 13　15 54　16 19　17 6　18 15　19 6　20 3

93

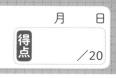

線でつながった2マスには同じ数が入ります。マスに答えを書きましょう。

1　19 + ⬚ = 22
　　⬚ × 4 = ◯

6　16 + 4 = ⬚
　　⬚ ÷ 4 = ◯

2　5 + ⬚ = 10
　　⬚ − 4 = ◯

7　4 − 3 = ⬚
　　⬚ + 8 = ◯

3　2 + ⬚ = 9
　　⬚ − 5 = ◯

8　8 − 3 = ⬚
　　⬚ × 3 = ◯

4　20 − ⬚ = 7
　　⬚ + 8 = ◯

9　9 + 7 = ⬚
　　⬚ ÷ 2 = ◯

5　6 + ⬚ = 8
　　⬚ × 3 = ◯

10　7 − 3 = ⬚
　　⬚ ÷ 2 = ◯

85日
の答え▶　1　8、11、19　2　11、6、17，22　3　13、21、30
　　　　4　9、14　5　8、12、7　6　2、3、3
上→下、左→右の順

94

次の計算をしましょう。

1.　2 + 9 − 4 =

2.　13 − 7 − 1 =

3.　5 − 4 + 4 =

4.　2 + 9 − 3 =

5.　18 − 4 − 6 =

6.　23 + 5 − 6 =

7.　14 − 9 + 2 =

8.　1 + 1 + 5 =

9.　4 + 9 − 4 =

10.　9 − 2 + 9 =

11.　6 − 4 + 2 =

12.　10 − 3 − 3 =

13.　5 + 6 + 5 =

14.　8 − 4 + 1 =

15.　16 − 8 − 6 =

16.　9 + 4 − 7 =

17.　22 − 1 − 5 =

18.　9 − 6 + 2 =

19.　3 + 3 + 3 =

20.　6 − 4 + 7 =

86日
の答え ▶ 1 16　2 25　3 7　4 8　5 3　6 1　7 4　8 11　9 21　10 17
11 6　12 25　13 3　14 6　15 4　16 12　17 8　18 8　19 8　20 49

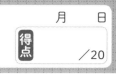

月　日

得点　／20

□にあてはまる数を書きましょう。

1　□ － 9 = 1

2　15 ÷ □ = 5

3　□ － 4 = 4

4　□ × 9 = 63

5　5 － □ = 1

6　□ + 4 = 17

7　3 × □ = 12

8　24 ÷ □ = 3

9　8 × □ = 64

10　35 ÷ □ = 7

11　□ × 2 = 18

12　9 + □ = 16

13　17 － □ = 8

14　□ × 3 = 18

15　□ － 4 = 3

16　□ － 8 = 1

17　□ － 8 = 8

18　2 + □ = 10

19　□ × 4 = 24

20　□ + 1 = 8

87日
の答え▶ 1 3、12　2 5、1　3 7、2　4 13、21　5 2、6
6 20、5　7 1、9　8 5、15　9 16、8　10 4、2
上、下の順

96

①ご石全体の数→②白のご石の数→③黒のご石の数の順に計算しましょう。

1　①ご石全体　_____ × _____ = (　　　) 個

②白のご石　_____ × _____ = (　　　) 個

③黒のご石　全体の数 (　　　) − 白の数 (　　　) = [　　　] 個

2　①ご石全体　_____ × _____ = (　　　) 個

②白のご石　_____ × _____ = (　　　) 個

③黒のご石　全体の数 (　　　) − 白の数 (　　　) = [　　　] 個

3　①ご石全体　_____ × _____ = (　　　) 個

②白のご石　_____ × _____ = (　　　) 個

③黒のご石　全体の数 (　　　) − 白の数 (　　　) = [　　　] 個

4　①ご石全体　_____ × _____ = (　　　) 個

②白のご石　_____ × _____ = (　　　) 個

③黒のご石　全体の数 (　　　) − 白の数 (　　　) = [　　　] 個

88日
の答え ▶ 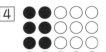 1 7　2 5　3 5　4 8　5 8　6 22　7 7　8 7　9 9　10 16
11 4　12 4　13 16　14 5　15 2　16 6　17 16　18 5　19 9　20 9

次の計算をしましょう。

1　$45 \div 5 =$

2　$11 - 2 =$

3　$8 \times 5 =$

4　$6 - 5 =$

5　$4 + 2 =$

6　$10 - 1 =$

7　$14 - 3 =$

8　$1 + 6 =$

9　$16 - 3 =$

10　$3 + 6 =$

11　$5 \times 4 =$

12　$5 - 1 =$

13　$5 + 8 =$

14　$7 - 3 =$

15　$14 \div 7 =$

16　$12 - 9 =$

17　$11 - 5 =$

18　$6 \times 9 =$

19　$7 - 2 =$

20　$8 + 4 =$

線でつながった2マスには同じ数が入ります。マスに答えを書きましょう。

1　$9 + \boxed{} = 15$

$\boxed{} \div 2 = \boxed{}$

2　$8 - \boxed{} = 6$

$\boxed{} + 3 = \boxed{}$

3　$27 - \boxed{} = 3$

$\boxed{} \div 6 = \boxed{}$

4　$19 - \boxed{} = 8$

$\boxed{} + 4 = \boxed{}$

5　$10 - \boxed{} = 4$

$\boxed{} - 5 = \boxed{}$

6　$4 - 2 = \boxed{}$

$\boxed{} \times 9 = \boxed{}$

7　$13 - 4 = \boxed{}$

$\boxed{} \div 3 = \boxed{}$

8　$14 - 9 = \boxed{}$

$\boxed{} \times 7 = \boxed{}$

9　$15 + 5 = \boxed{}$

$\boxed{} - 7 = \boxed{}$

10　$2 \times 4 = \boxed{}$

$\boxed{} - 6 = \boxed{}$

次の計算をしましょう。

1　6 + 1 + 3 =

11　8 − 6 − 1 =

2　1 + 7 + 7 =

12　9 − 1 + 2 =

3　7 + 8 − 1 =

13　10 + 3 − 4 =

4　2 + 9 − 5 =

14　19 + 6 − 5 =

5　12 − 2 − 3 =

15　3 + 7 + 9 =

6　6 − 1 + 8 =

16　2 + 2 + 1 =

7　24 − 4 − 3 =

17　6 − 1 − 2 =

8　3 + 5 + 1 =

18　8 − 5 + 9 =

9　8 + 4 − 6 =

19　27 − 3 + 5 =

10　2 + 3 + 5 =

20　9 + 2 − 8 =

91日
の答え ▶ 1 9　2 9　3 40　4 1　5 6　6 9　7 11　8 7　9 13　10 9
11 20　12 4　13 13　14 4　15 2　16 3　17 6　18 54　19 5　20 12

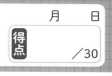
3つの式の答えが同じになるように、□にあてはまる数を書きましょう。

1　$5 + 4 =$ ❶□$= 9 ÷$ ❷□$=$ ❸□$+ 3$

2　$11 - 8 =$ ❶□$= 1 +$ ❷□$=$ ❸□$- 4$

3　$2 × 6 =$ ❶□$= 4 ×$ ❷□$=$ ❸□$+ 6$

4　$6 + 2 =$ ❶□$= 24 ÷$ ❷□$=$ ❸□$× 2$

5　$1 + 7 =$ ❶□$= 16 ÷$ ❷□$=$ ❸□$+ 5$

6　$18 ÷ 2 =$ ❶□$= 3 +$ ❷□$=$ ❸□$+ 8$

7　$13 - 8 =$ ❶□$= 20 ÷$ ❷□$=$ ❸□$+ 1$

8　$3 + 9 =$ ❶□$= 16 -$ ❷□$=$ ❸□$+ 7$

9　$15 - 2 =$ ❶□$= 7 +$ ❷□$=$ ❸□$+ 5$

10　$10 - 4 =$ ❶□$= 11 -$ ❷□$=$ ❸□$× 3$

92日の答え▶ 1 6、3　2 2、5　3 24、4　4 11、15　5 6、1
6 2、18　7 9、3　8 5、35　9 20、13　10 8、2
上、下の順

マスの数をエリアごとに計算して、マスの数の合計を出しましょう。

1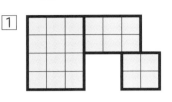

_____ × _____ = (　　) 個

　　　　　　　　 ＋

_____ × _____ = (　　) 個

　　　　　　　　 ＋

_____ × _____ = (　　) 個

　　　　　　　　 ＝

●マスの数の合計 [　　　] 個

2

_____ × _____ = (　　) 個

　　　　　　　　 ＋

_____ × _____ = (　　) 個

　　　　　　　　 ＋

_____ × _____ = (　　) 個

　　　　　　　　 ＝

●マスの数の合計 [　　　] 個

3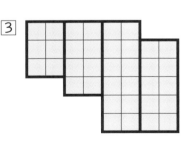

_____ × _____ = (　　) 個

　　　　　　　　 ＋

_____ × _____ = (　　) 個

　　　　　　　　 ＋

_____ × _____ = (　　) 個

　　　　　　　　 ＋

_____ × _____ = (　　) 個

　　　　　　　　 ＝

●マスの数の合計 [　　　] 個

93日
の答え ▶ 1 10 2 15 3 14 4 6 5 7 6 13 7 17 8 9 9 6 10 10
11 1 12 10 13 9 14 20 15 19 16 5 17 3 18 12 19 29 20 3

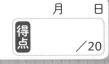

次の計算をしましょう。

1　$1 + 2 + 6 =$ 　　　　11　$17 - 7 + 1 =$

2　$12 - 3 - 8 =$ 　　　　12　$6 + 6 - 9 =$

3　$9 - 3 - 2 =$ 　　　　13　$9 - 4 + 5 =$

4　$2 + 5 - 4 =$ 　　　　14　$8 + 2 - 7 =$

5　$8 - 1 - 4 =$ 　　　　15　$11 + 7 + 6 =$

6　$24 - 2 + 3 =$ 　　　　16　$14 + 2 - 8 =$

7　$10 - 4 - 4 =$ 　　　　17　$7 - 1 - 2 =$

8　$11 - 2 - 7 =$ 　　　　18　$2 + 8 - 3 =$

9　$3 + 9 + 1 =$ 　　　　19　$4 + 4 - 1 =$

10　$8 - 6 + 2 =$ 　　　　20　$26 + 3 - 1 =$

94日の答え ▶ 1 ❶9❷1❸6 2 ❶3❷2❸7 3 ❶12❷3❸6 4 ❶8❷3
❸4 5 ❶8❷2❸3 6 ❶9❷6❸1 7 ❶5❷4❸4
8 ❶12❷4❸5 9 ❶13❷6❸8 10 ❶6❷5❸2

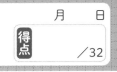

97日 タテヨコ計算

月　日

得点　／32

タテとヨコ、それぞれの計算式を解きましょう。

1　7　＋　5　＝ ❶☐
　　×　　×
　　3　＋　2　＝ ❷☐
　　‖　　　‖
　❸☐　❹☐

5　10　＋　3　＝ ❶☐
　　＋　　＋
　　2　×　4　＝ ❷☐
　　‖　　　‖
　❸☐　❹☐

2　8　＋　3　＝ ❶☐
　　÷　　－
　　4　÷　2　＝ ❷☐
　　‖　　　‖
　❸☐　❹☐

6　16　－　4　＝ ❶☐
　　÷　　＋
　　8　×　7　＝ ❷☐
　　‖　　　‖
　❸☐　❹☐

3　5　＋　8　＝ ❶☐
　　＋　　－
　　9　×　6　＝ ❷☐
　　‖　　　‖
　❸☐　❹☐

7　8　＋　9　＝ ❶☐
　　＋　　－
　　6　－　3　＝ ❷☐
　　‖　　　‖
　❸☐　❹☐

4　12　＋　5　＝ ❶☐
　　－　　－
　　6　÷　2　＝ ❷☐
　　‖　　　‖
　❸☐　❹☐

8　11　＋　7　＝ ❶☐
　　＋　　＋
　　9　－　1　＝ ❷☐
　　‖　　　‖
　❸☐　❹☐

95日
の答え ▶ 1 4×3＝12、2×3＝6、2×2＝4、22　2 4×4＝16、
2×4＝8、2×2＝4、28　3 3×2＝6、4×2＝8、
6×2＝12、5×2＝10、36

104

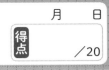

月　日
得点　／20

次の計算をしましょう。

1　8 − 4 + 6 = ☐

2　18 ÷ 9 = ☐

3　23 + 6 − 4 = ☐

4　9 − 4 − 1 = ☐

5　32 ÷ 8 = ☐

6　35 ÷ 7 = ☐

7　12 − 7 − 2 = ☐

8　5 − 1 + 8 = ☐

9　6 × 7 = ☐

10　7 − 3 + 6 = ☐

11　12 ÷ 6 = ☐

12　21 − 2 + 5 = ☐

13　2 × 3 = ☐

14　36 ÷ 6 = ☐

15　1 + 5 + 7 = ☐

16　9 × 9 = ☐

17　6 + 6 = ☐

18　5 + 5 − 9 = ☐

19　2 + 7 = ☐

20　48 ÷ 8 = ☐

96日
の答え ▶ 1 9　2 1　3 4　4 3　5 3　6 25　7 2　8 2　9 13　10 4
11 11　12 3　13 10　14 3　15 24　16 8　17 4　18 7　19 7　20 28

月　　日

□にあてはまる数を書きましょう。

1　$16 \div \boxed{} = 4$

2　$\boxed{} - 6 = 1$

3　$17 - \boxed{} = 9$

4　$\boxed{} + 1 = 10$

5　$7 \times \boxed{} = 21$

6　$\boxed{} \times 8 = 64$

7　$23 - \boxed{} = 14$

8　$36 \div \boxed{} = 4$

9　$\boxed{} \times 4 = 20$

10　$\boxed{} - 3 = 3$

11　$\boxed{} + 1 = 4$

12　$30 \div \boxed{} = 5$

13　$\boxed{} \times 8 = 32$

14　$\boxed{} - 4 = 7$

15　$4 + \boxed{} = 9$

16　$\boxed{} - 2 = 2$

17　$\boxed{} \div 5 = 2$

18　$\boxed{} - 7 = 9$

19　$8 \times \boxed{} = 16$

20　$3 + \boxed{} = 8$

97日
の答え ▶ 1 ❶12 ❷5 ❸21 ❹10　2 ❶11 ❷2 ❸2 ❹1　3 ❶13 ❷54 ❸14 ❹2　4 ❶17 ❷3 ❸6 ❹3　5 ❶13 ❷8 ❸12 ❹7　6 ❶12 ❷56 ❸2 ❹11　7 ❶17 ❷3 ❸14 ❹6　8 ❶18 ❷8 ❸20 ❹8

100日 ツリーたし算

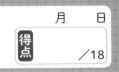

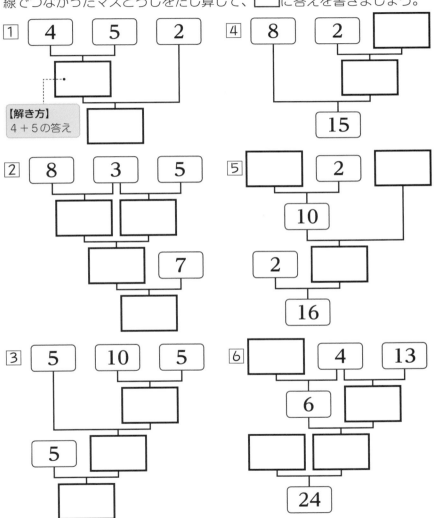

月　日

得点　／18

線でつながったマスどうしをたし算して、□に答えを書きましょう。

1　4　5　2

【解き方】
4＋5の答え

2　8　3　5

7

3　5　10　5

5

4　8　2

15

5　2

10

2

16

6　4　13

6

24

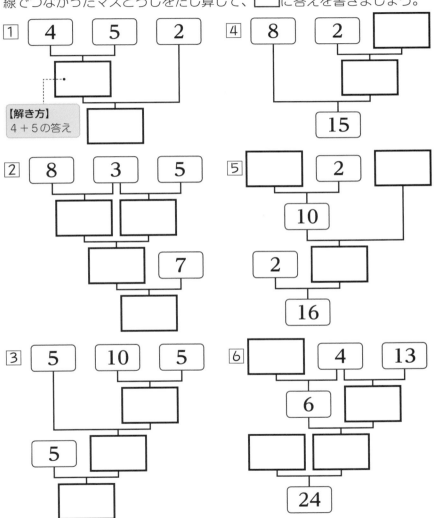

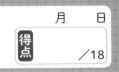

98日
の答え

1　10　2　2　3　25　4　4　5　4　6　5　7　3　8　12　9　42　10　10
11　2　12　24　13　6　14　6　15　13　16　81　17　12　18　1　19　9　20　6

107

次の計算をしましょう。

1　$6 + 9 + 2 =$ □　　11　$8 - 1 - 1 =$ □

2　$4 + 3 - 5 =$ □　　12　$14 + 4 + 4 =$ □

3　$7 - 5 + 9 =$ □　　13　$7 - 5 - 1 =$ □

4　$8 - 1 - 4 =$ □　　14　$13 - 9 + 3 =$ □

5　$3 - 2 + 6 =$ □　　15　$15 + 0 - 5 =$ □

6　$24 + 1 - 6 =$ □　　16　$7 + 6 - 3 =$ □

7　$9 + 3 - 4 =$ □　　17　$2 + 2 - 4 =$ □

8　$5 + 2 + 8 =$ □　　18　$9 - 3 - 5 =$ □

9　$15 - 6 - 8 =$ □　　19　$5 - 4 + 3 =$ □

10　$21 + 8 - 4 =$ □　　20　$6 - 3 + 3 =$ □

線でつながった2マスには同じ数が入ります。マスに答えを書きましょう。

1　$16 - \boxed{} = 13$

　　$6 \div \boxed{} = \bigcirc$

2　$7 - \boxed{} = 3$

　　$12 \div \boxed{} = \bigcirc$

3　$5 \times \boxed{} = 45$

　　$10 - \boxed{} = \bigcirc$

4　$2 + \boxed{} = 10$

　　$2 \times \boxed{} = \bigcirc$

5　$14 + \boxed{} = 20$

　　$18 \div \boxed{} = \bigcirc$

6　$4 + 4 = \boxed{}$

　　$3 \times \boxed{} = \bigcirc$

7　$7 - 5 = \boxed{}$

　　$8 - \boxed{} = \bigcirc$

8　$5 - 2 = \boxed{}$

　　$9 \div \boxed{} = \bigcirc$

9　$3 + 1 = \boxed{}$

　　$8 \div \boxed{} = \bigcirc$

10　$24 - 9 = \boxed{}$

　　$6 + \boxed{} = \bigcirc$

100日▶ 1 9、11　2 11、8、19、26　3 15、20、25
の答え　4 5、7　5 8、4、14　6 2、17、1、23
上→下、左→右の順

109

□にあてはまる数を書きましょう。

1　□ − 9 = 4

11　12 − □ = 4

2　21 ÷ □ = 7

12　□ + 1 = 6

3　14 − □ = 8

13　8 − □ = 6

4　□ + 1 = 10

14　4 + □ = 5

5　3 × □ = 18

15　□ × 6 = 12

6　23 + □ = 24

16　6 − □ = 3

7　□ ÷ 7 = 4

17　□ + 9 = 15

8　□ + 2 = 13

18　□ ÷ 6 = 7

9　8 − □ = 7

19　12 ÷ □ = 3

10　16 ÷ □ = 8

20　□ ÷ 5 = 5

次の計算をしましょう。

1　5 + 7 =

2　9 + 4 − 5 =

3　12 − 4 + 8 =

4　24 ÷ 3 =

5　7 + 9 − 1 =

6　9 × 7 =

7　28 − 1 − 5 =

8　9 − 6 − 1 =

9　8 + 2 =

10　35 ÷ 5 =

11　11 + 3 =

12　5 + 3 + 3 =

13　8 − 7 + 6 =

14　3 × 3 =

15　5 − 2 =

16　40 ÷ 5 =

17　12 − 6 − 4 =

18　1 + 8 + 5 =

19　18 + 3 + 2 =

20　56 ÷ 8 =

102日▶　1 3、2　2 4、3　3 9、1　4 8、16　5 6、3
の答え　6 8、24　7 2、6　8 3、3　9 4、2　10 15、21
上、下の順

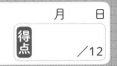

105日 ご石の数

得点 ／12

①ご石全体の数→②白のご石の数→③黒のご石の数の順に計算しましょう。

1　●●●●●
　　○○○○●
　　○○○○●
　　○○○○●
　　●●●●●

①ご石全体　＿＿＿ × ＿＿＿ ＝（　　　）個

②白のご石　＿＿＿ × ＿＿＿ ＝（　　　）個

　　　　　　全体の数　　白の数
③黒のご石　（　　　）－（　　　）＝ ☐ 個

2　●○○○○
　　●○○○○
　　●○○○○
　　●○○○○
　　●○○○○
　　●●●●●

①ご石全体　＿＿＿ × ＿＿＿ ＝（　　　）個

②白のご石　＿＿＿ × ＿＿＿ ＝（　　　）個

　　　　　　全体の数　　白の数
③黒のご石　（　　　）－（　　　）＝ ☐ 個

3　●●●●●
　　●●●●●
　　○○○○○
　　○○○○○
　　○○○○○
　　○○○●●

①ご石全体　＿＿＿ × ＿＿＿ ＝（　　　）個

②白のご石　＿＿＿ × ＿＿＿ ＝（　　　）個

　　　　　　全体の数　　白の数
③黒のご石　（　　　）－（　　　）＝ ☐ 個

4　●●●●●●●
　　●●●●●●●
　　○○○○○●●
　　○○○○○●●
　　○○○○○●●

①ご石全体　＿＿＿ × ＿＿＿ ＝（　　　）個

②白のご石　＿＿＿ × ＿＿＿ ＝（　　　）個

　　　　　　全体の数　　白の数
③黒のご石　（　　　）－（　　　）＝ ☐ 個

103日
の答え ▶ 1 13　2 3　3 6　4 9　5 6　6 1　7 28　8 11　9 1　10 2
11 8　12 5　13 2　14 1　15 2　16 3　17 6　18 42　19 4　20 25

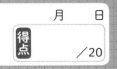
線でつながった2マスには同じ数が入ります。マスに答えを書きましょう。

1　$4 - \boxed{} = 1$

$5 \times \boxed{} = \boxed{}$

2　$2 + \boxed{} = 6$

$12 \div \boxed{} = \boxed{}$

3　$2 + \boxed{} = 4$

$7 - \boxed{} = \boxed{}$

4　$10 + \boxed{} = 26$

$18 - \boxed{} = \boxed{}$

5　$5 + \boxed{} = 8$

$21 \div \boxed{} = \boxed{}$

6　$6 - 1 = \boxed{}$

$8 \times \boxed{} = \boxed{}$

7　$25 - 1 = \boxed{}$

$28 - \boxed{} = \boxed{}$

8　$7 + 2 = \boxed{}$

$36 \div \boxed{} = \boxed{}$

9　$8 - 6 = \boxed{}$

$6 \div \boxed{} = \boxed{}$

10　$3 + 3 = \boxed{}$

$3 \times \boxed{} = \boxed{}$

104日
の答え ▶ 1 12　2 8　3 16　4 8　5 15　6 63　7 22　8 2　9 10　10 7　11 14　12 11　13 7　14 9　15 3　16 8　17 2　18 14　19 23　20 7

次の計算をしましょう。

① 15 − 5 =

② 7 + 6 =

③ 9 − 4 =

④ 5 − 1 =

⑤ 49 ÷ 7 =

⑥ 6 ÷ 3 =

⑦ 2 × 2 =

⑧ 16 ÷ 4 =

⑨ 13 + 7 =

⑩ 7 × 4 =

⑪ 8 − 6 =

⑫ 27 ÷ 3 =

⑬ 54 ÷ 9 =

⑭ 8 × 6 =

⑮ 9 − 6 =

⑯ 6 − 4 =

⑰ 12 ÷ 4 =

⑱ 8 + 3 =

⑲ 13 + 3 =

⑳ 5 × 2 =

114

□にあてはまる数を書きましょう。

1　□ − 1 = 10

11　□ ÷ 7 = 9

2　□ × 8 = 16

12　3 − □ = 1

3　7 − □ = 5

13　□ ÷ 5 = 1

4　□ − 6 = 4

14　13 − □ = 5

5　□ − 7 = 2

15　□ − 7 = 0

6　36 ÷ □ = 4

16　□ × 6 = 12

7　16 + □ = 25

17　24 ÷ □ = 6

8　□ − 8 = 8

18　8 × □ = 32

9　7 − □ = 3

19　16 − □ = 10

10　□ + 8 = 12

20　□ + 3 = 12

106日▶　1 3、15　2 4、3　3 2、5　4 16、2　5 3、7
の答え　6 5、40　7 24、4　8 9、4　9 2、3　10 6、18
上、下の順

115

次の計算をしましょう。

1　8 + 2 − 6 = ☐

11　28 − 4 + 1 = ☐

2　7 − 6 + 2 = ☐

12　9 − 6 + 5 = ☐

3　1 + 3 + 9 = ☐

13　15 − 5 − 5 = ☐

4　2 − 1 + 7 = ☐

14　9 − 8 + 4 = ☐

5　12 − 6 + 8 = ☐

15　7 − 2 + 8 = ☐

6　10 + 7 − 2 = ☐

16　10 + 9 − 8 = ☐

7　19 − 4 + 6 = ☐

17　6 + 8 + 1 = ☐

8　2 + 1 + 6 = ☐

18　26 + 1 − 5 = ☐

9　4 + 1 − 2 = ☐

19　3 − 1 + 1 = ☐

10　14 − 3 − 3 = ☐

20　13 + 5 − 3 = ☐

107日▶ 1 10 2 13 3 5 4 4 5 7 6 2 7 4 8 4 9 20 10 28
の答え 11 2 12 9 13 6 14 48 15 3 16 2 17 3 18 11 19 16 20 10

116

マスの数をエリアごとに計算して、マスの数の合計を出しましょう。

1　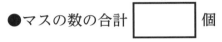

_____ × _____ = (　　　) 個
　　　　　　　　　+
_____ × _____ = (　　　) 個
　　　　　　　　　+
_____ × _____ = (　　　) 個
　　　　　　　　　‖
●マスの数の合計 [　　　] 個

2　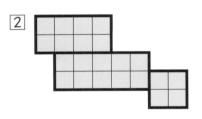

_____ × _____ = (　　　) 個
　　　　　　　　　+
_____ × _____ = (　　　) 個
　　　　　　　　　+
_____ × _____ = (　　　) 個
　　　　　　　　　‖
●マスの数の合計 [　　　] 個

3　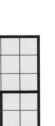

_____ × _____ = (　　　) 個
　　　　　　　　　+
_____ × _____ = (　　　) 個
　　　　　　　　　+
_____ × _____ = (　　　) 個
　　　　　　　　　+
_____ × _____ = (　　　) 個
　　　　　　　　　‖
●マスの数の合計 [　　　] 個

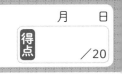

線でつながった2マスには同じ数が入ります。マスに答えを書きましょう。

1　$5 × \boxed{} = 35$

　　$7 - \boxed{} = \boxed{}$

2　$21 + \boxed{} = 27$

　　$4 × \boxed{} = \boxed{}$

3　$2 + \boxed{} = 11$

　　$10 - \boxed{} = \boxed{}$

4　$2 × \boxed{} = 4$

　　$9 - \boxed{} = \boxed{}$

5　$11 + \boxed{} = 15$

　　$28 ÷ \boxed{} = \boxed{}$

6　$13 - 5 = \boxed{}$

　　$\boxed{} ÷ 2 = \boxed{}$

7　$17 + 7 = \boxed{}$

　　$\boxed{} ÷ 8 = \boxed{}$

8　$2 + 4 = \boxed{}$

　　$\boxed{} × 6 = \boxed{}$

9　$11 + 8 = \boxed{}$

　　$\boxed{} - 4 = \boxed{}$

10　$12 - 6 = \boxed{}$

　　$\boxed{} × 5 = \boxed{}$

109日
の答え ▶ 　1 4　2 3　3 13　4 8　5 14　6 15　7 21　8 9　9 3　10 8
11 25　12 8　13 5　14 5　15 13　16 11　17 15　18 22　19 3　20 15

2つの数の計算

次の計算をしましょう。

1　$3 \times 6 =$

2　$4 + 5 =$

3　$4 + 7 =$

4　$20 \div 4 =$

5　$5 + 5 =$

6　$42 \div 6 =$

7　$4 \times 5 =$

8　$2 + 5 =$

9　$21 - 8 =$

10　$32 \div 8 =$

11　$14 - 6 =$

12　$10 - 7 =$

13　$5 \times 6 =$

14　$9 - 6 =$

15　$7 \times 7 =$

16　$5 - 3 =$

17　$13 + 2 =$

18　$6 \times 9 =$

19　$40 \div 5 =$

20　$7 - 6 =$

110日
の答え
1 $3 \times 3 = 9$、$3 \times 2 = 6$、$2 \times 2 = 4$、19　2 $2 \times 4 = 8$、
$2 \times 5 = 10$、$2 \times 2 = 4$、22　3 $4 \times 3 = 12$、$3 \times 2 = 6$、
$3 \times 3 = 9$、$2 \times 2 = 4$、31

3つの式の答えが同じになるように、□にあてはまる数を書きましょう。

① $8 + 2 = \boxed{}^{❶} = 5 \times \boxed{}^{❷} = \boxed{}^{❸} + 9$

② $3 \times 4 = \boxed{}^{❶} = 16 - \boxed{}^{❷} = \boxed{}^{❸} + 3$

③ $5 + 6 = \boxed{}^{❶} = 17 - \boxed{}^{❷} = \boxed{}^{❸} + 7$

④ $6 + 1 = \boxed{}^{❶} = 21 \div \boxed{}^{❷} = \boxed{}^{❸} + 5$

⑤ $9 - 7 = \boxed{}^{❶} = 14 \div \boxed{}^{❷} = \boxed{}^{❸} - 8$

⑥ $12 - 8 = \boxed{}^{❶} = 2 \times \boxed{}^{❷} = \boxed{}^{❸} + 2$

⑦ $7 + 5 = \boxed{}^{❶} = 17 - \boxed{}^{❷} = \boxed{}^{❸} \times 6$

⑧ $8 + 1 = \boxed{}^{❶} = 18 \div \boxed{}^{❷} = \boxed{}^{❸} + 4$

⑨ $32 \div 4 = \boxed{}^{❶} = 2 \times \boxed{}^{❷} = \boxed{}^{❸} + 1$

⑩ $6 \div 2 = \boxed{}^{❶} = 24 \div \boxed{}^{❷} = \boxed{}^{❸} - 2$

111日
の答え ▶ ① 7、0　② 6、24　③ 9、1　④ 2、7　⑤ 4、7
　　　 ⑥ 8、4　⑦ 24、3　⑧ 6、36　⑨ 19、15　⑩ 6、30
上、下の順

3つの数の計算

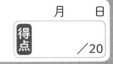
次の計算をしましょう。

1　$8 - 6 + 3 =$

2　$3 + 2 + 4 =$

3　$7 - 1 + 9 =$

4　$15 + 6 + 1 =$

5　$14 - 2 - 7 =$

6　$8 - 4 + 8 =$

7　$6 - 3 + 9 =$

8　$3 + 2 - 2 =$

9　$1 + 9 + 7 =$

10　$9 - 2 - 3 =$

11　$6 + 9 + 2 =$

12　$8 + 2 + 8 =$

13　$25 - 1 + 5 =$

14　$10 - 8 - 1 =$

15　$7 + 3 - 2 =$

16　$6 - 5 + 9 =$

17　$4 + 4 - 1 =$

18　$12 + 7 + 1 =$

19　$10 - 2 - 2 =$

20　$2 + 6 - 2 =$

112日▶ 1 18　2 9　3 11　4 5　5 10　6 7　7 20　8 7　9 13　10 4
の答え 11 8　12 3　13 30　14 3　15 49　16 2　17 15　18 54　19 8　20 1

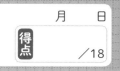

115日 ツリーたし算

線でつながったマスどうしをたし算して、□に答えを書きましょう。

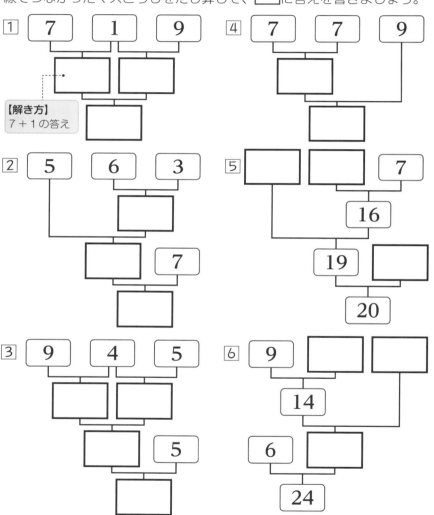

113日の答え　1 ❶10 ❷2 ❸1　2 ❶12 ❷4 ❸9　3 ❶11 ❷6 ❸4　4 ❶7 ❷3
❸2　5 ❶2 ❷7 ❸10　6 ❶4 ❷2 ❸2　7 ❶12 ❷5 ❸2
8 ❶9 ❷2 ❸5　9 ❶8 ❷4 ❸7　10 ❶3 ❷8 ❸5

122

タテとヨコ、それぞれの計算式を解きましょう。

1　15　－　9　＝ ❶ □
　　÷　　　＋
　　5　－　1　＝ ❷ □
　　＝　　　＝
❸ □　　❹ □

5　10　－　7　＝ ❶ □
　　｜　　　｜
　　5　×　1　＝ ❷ □
　　＝　　　＝
❸ □　　❹ □

2　12　÷　4　＝ ❶ □
　　｜　　　＋
　　8　－　1　＝ ❷ □
　　＝　　　＝
❸ □　　❹ □

6　15　＋　3　＝ ❶ □
　　＋　　　＋
　　4　－　3　＝ ❷ □
　　＝　　　＝
❸ □　　❹ □

3　8　－　7　＝ ❶ □
　　×　　　｜
　　4　÷　2　＝ ❷ □
　　＝　　　＝
❸ □　　❹ □

7　12　－　7　＝ ❶ □
　　＋　　　×
　　9　－　7　＝ ❷ □
　　＝　　　＝
❸ □　　❹ □

4　9　－　6　＝ ❶ □
　　×　　　÷
　　9　＋　3　＝ ❷ □
　　＝　　　＝
❸ □　　❹ □

8　18　－　8　＝ ❶ □
　　÷　　　＋
　　6　×　5　＝ ❷ □
　　＝　　　＝
❸ □　　❹ □

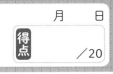
次の計算をしましょう。

1　$23 + 2 + 3 =$ 　　　　　　11　$10 + 1 - 3 =$

2　$6 - 1 - 4 =$ 　　　　　　12　$8 + 5 + 4 =$

3　$5 × 3 =$ 　　　　　　13　$16 - 4 + 8 =$

4　$1 + 9 =$ 　　　　　　14　$9 - 3 =$

5　$13 - 3 - 5 =$ 　　　　　　15　$9 × 9 =$

6　$14 ÷ 2 =$ 　　　　　　16　$48 ÷ 8 =$

7　$7 + 2 + 7 =$ 　　　　　　17　$11 - 4 - 5 =$

8　$11 - 1 + 2 =$ 　　　　　　18　$4 × 8 =$

9　$6 × 2 =$ 　　　　　　19　$24 ÷ 6 =$

10　$16 ÷ 2 =$ 　　　　　　20　$63 ÷ 7 =$

115日
の答え▶
1　8、10、18　2　9、14、21　3　13、9、22、27
4　14、23　5　3、9、1　6　5、4、18

124
上→下、左→右の順

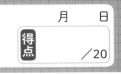
□にあてはまる数を書きましょう。

1　40 ÷ ☐ = 8

2　☐ − 2 = 5

3　☐ × 9 = 72

4　32 ÷ ☐ = 4

5　☐ − 8 = 7

6　6 × ☐ = 42

7　☐ ÷ 3 = 9

8　☐ ÷ 2 = 9

9　14 + ☐ = 22

10　9 − ☐ = 8

11　5 × ☐ = 10

12　7 + ☐ = 14

13　☐ − 1 = 5

14　☐ − 5 = 8

15　3 + ☐ = 8

16　5 − ☐ = 1

17　☐ ÷ 4 = 4

18　☐ + 2 = 10

19　8 − ☐ = 3

20　8 × ☐ = 64

125

3つの数の計算

答えは8ページ。

月　　日

得点　　／20

次の計算をしましょう。

1　8 + 4 − 2 =

11　13 − 9 − 2 =

2　11 − 1 − 7 =

12　7 − 1 − 3 =

3　8 − 3 − 3 =

13　5 + 1 − 4 =

4　15 + 0 − 6 =

14　16 − 7 − 7 =

5　5 + 8 − 6 =

15　24 − 9 + 8 =

6　11 + 6 + 4 =

16　6 + 2 + 9 =

7　9 + 2 − 8 =

17　3 + 6 + 1 =

8　5 + 4 − 6 =

18　6 + 6 − 8 =

9　17 + 1 + 7 =

19　5 − 2 + 6 =

10　2 + 7 + 2 =

20　10 − 9 + 8 =

117日
の答え ▶ 1 28　2 1　3 15　4 10　5 5　6 7　7 16　8 12　9 12　10 8
11 8　12 17　13 20　14 6　15 81　16 6　17 2　18 32　19 4　20 9

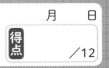
①ご石全体の数→②白のご石の数→③黒のご石の数の順に計算しましょう。

1　●●○○○
　　●●○○○
　　●●○○○
　　●●●●●

①ご石全体　＿＿＿ × ＿＿＿ ＝ (　　) 個

②白のご石　＿＿＿ × ＿＿＿ ＝ (　　) 個

③黒のご石　全体の数　白の数
　　　　　　(　　) − (　　) ＝ 〔　　　〕 個

2　●●●●
　　●●●●
　　●○○●
　　●○○●
　　●○○●
　　●○○●

①ご石全体　＿＿＿ × ＿＿＿ ＝ (　　) 個

②白のご石　＿＿＿ × ＿＿＿ ＝ (　　) 個

③黒のご石　全体の数　白の数
　　　　　　(　　) − (　　) ＝ 〔　　　〕 個

3　●○○○○○●
　　●○○○○○●
　　●○○○○○●
　　●○○○○○●
　　●●●●●●●

①ご石全体　＿＿＿ × ＿＿＿ ＝ (　　) 個

②白のご石　＿＿＿ × ＿＿＿ ＝ (　　) 個

③黒のご石　全体の数　白の数
　　　　　　(　　) − (　　) ＝ 〔　　　〕 個

4　●●●●●●
　　●○○○○●
　　●○○○○●
　　●○○○○●
　　●○○○○●
　　●●●●●●

①ご石全体　＿＿＿ × ＿＿＿ ＝ (　　) 個

②白のご石　＿＿＿ × ＿＿＿ ＝ (　　) 個

③黒のご石　全体の数　白の数
　　　　　　(　　) − (　　) ＝ 〔　　　〕 個

118日
の答え　1 5　2 7　3 8　4 8　5 15　6 7　7 27　8 18　9 8　10 1
　　　　11 2　12 7　13 6　14 13　15 5　16 4　17 16　18 8　19 5　20 8

川島隆太教授の脳活計算120日

2023年10月31日　　第1刷発行

監修者	川島隆太
発行人	土屋　徹
編集人	滝口勝弘
編集長	古川英二
発行所	株式会社Gakken
	〒141-8416　東京都品川区西五反田2-11-8
印刷所	中央精版印刷株式会社

STAFF		
編集協力	株式会社エディット	
DTP	株式会社千里	
校正	奎文館	

この本に関する各種お問い合わせ先

●本の内容については、下記サイトのお問い合わせフォームよりお願いします。
https://www.corp-gakken.co.jp/contact/
●在庫については　Tel 03-6431-1250（販売部）
●不良品（落丁・乱丁）については　Tel 0570-000577
学研業務センター
〒354-0045　埼玉県入間郡三芳町上富279-1
●上記以外のお問い合わせは　Tel 0570-056-710（学研グループ総合案内）